U0242566

Well-Being and Well-Dying, Cancel the Cancer

无 癌 人 生
生得幸福　死得安详

原　著　［新加坡］Min Young Lee

主　译　杨志平　赵　勇

译　者　(按姓氏笔画排序)

卢瑗瑗　李　洁　李沛霖　张　洁

张　静　海沙尔江·吾守尔

世界图书出版公司

西安　北京　上海　广州

图书在版编目(CIP)数据

无癌人生:生得幸福,死得安详 / (新加坡)李敏英(Min Young Lee)著; 杨志平,赵勇主译. —西安:世界图书出版西安有限公司,2019.8

书名原文:Well-Being and Well-Dying, Cancel the Cancer

ISBN 978-7-5192-6477-2

Ⅰ. ①无… Ⅱ. ①李… ②杨… ③赵… Ⅲ. ①癌-防治-普及读物

Ⅳ. ①R73-49

中国版本图书馆 CIP 数据核字(2019)第 159288 号

Copyright © 2019 by World Scientific Publishing Co Pte. Ltd. All rights reserved. This book, or parts thereof, may not be reproduced in any form or by any means, electronic or mechanical, including photocopying, recording or any information storage and retrieval system now known or to be invented, without written permission from the publisher. Simplified Chinese translation arranged with World Scientific Publishing Co. Pte Ltd. , Singapore.

书　　名	无癌人生:生得幸福　死得安详	
	WUAI RENSHENG SHENGDE XINGFU SIDE ANXIANG	
原　　著	[新加坡]Min Young Lee	
主　　译	杨志平　赵　勇	
责任编辑	杨　莉　卢　静	
装帧设计	绝色设计	
出版发行	世界图书出版西安有限公司	
地　　址	西安市高新区锦业路 1 号都市之门 C 座	
邮　　编	710065	
电　　话	029-87214941　029-87233647(市场营销部)	
	029-87234767(总编室)	
网　　址	http://www.wpcxa.com	
邮　　箱	xast@wpcxa.com	
经　　销	新华书店	
印　　刷	西安雁展印务有限公司	
开　　本	787mm×1092mm　1/16	
印　　张	9.5	
字　　数	160 千字	
版次印次	2019 年 8 月第 1 版　2019 年 8 月第 1 次印刷	
国际书号	ISBN 978-7-5192-6477-2	
版权登记	25-2019-191	
定　　价	56.00 元	

医学投稿　xastyx@163.com ‖ 029-87279745　029-87284035

(如有印装错误,请寄回本公司更换)

初见本书原著，我被书名《Well-Being and Well-Dying, Cancel the Cancer》吸引住了。两个 W 和两个 C 的双押韵结构不仅形式新颖，更是寓意深刻。人的成长就像两个 W 相连，波澜曲折，跌宕起伏；人的健康就像两个 C，整合在一起才能圆满。主译采用倒译手法，将本书的中文名翻译为《无癌人生：生得幸福，死得安详》。"无癌人生"并不是说人一辈子不得癌症，而是如何客观地认识癌症，正确地应对癌症，不因癌症左右或影响人生的完美，从而成为"生得幸福，死得安详"的人生赢家。

正如原著作者所言，自美国总统尼克松宣布启动"抗癌战争"至今，全世界在癌症研究领域已经投入了巨大的人力、物力和财力，但大部分研究成果只是摆进了大学图书馆的书架上。这说明了两个问题：一是科学研究成果必须转化和整合成真正让患者受益的技术或产品；二是医学研究理论必须编码成适于普通老百姓理解和交流的语言进行广泛传播。只有将之整合，才能相得益彰，才能实现"无癌人生"的理想。原著作者在国际知名大学和跨国公司多个岗位的丰富经历，使得本书的主基调既通俗易懂，又充满浓浓的人文关怀。书中对癌症的发病原因、手术治疗、化疗、康复、复发，以及临终关怀等方面进行了全面介绍，可以使读者特别是患者消除谈癌色变的恐惧，身体和精神上收获满满的正能量。正如书中所言，每个人终将成为病人，癌症只是人类代际更替实现永续发展的一种自然现象。因此，从医学角度来讲，不能将癌症定义为绝症，它只是人类成千上万种疾病中的一种。癌症患者同样可以享受愉悦幸福的人生，并且从容安详地走向生命的出口。

　　这本书是近年来"防癌抗癌科普读物"中难得的精品。译者们和出版社的编辑们都竭尽全力，以让读者获得原汁原味的阅读体验，充分领略本书的精髓。作为中国抗癌协会理事长和国际抗癌联盟的常务理事，我非常乐意向广大读者推荐此书。

中国工程院院士

美国医学科学院外籍院士

中国抗癌协会理事长

国际抗癌联盟常务理事

2019 年 8 月 1 日

原著序言 | Prologue

　　几年前在波士顿举行的一个美国生物会议期间，哈佛大学举办了招待会，许多科学家和商业家应邀参加，他们一起聆听了哈佛大学商业发展总监的开场演讲，在他的演讲中抛出的问题和给出的答案至今依然萦绕在我的脑海。

　　他引出的问题是："哈佛大学是世界上最好的大学之一，许多知名教授在学校里从事教学和科研工作。这些教授一直以多种方式开展和引领科学研究，并取得了巨大的学术成就。在过去的几十年中，他们花了大量的科研经费一直在做研究。那么现在的问题是，资助几十年的研究成果在哪里？"

　　在场的每个人都竖起耳朵等待演讲者的回答。停顿几秒后，他说，"大部分研究成果只是摆进了大学图书馆的书架。"您可能已经猜到了他自问自答的目的，他想传达的信息是，研究结果应该是能为人类带来现实好处的实质性成果。实质性的好处可能包括研发对消费者有用的新技术或产品。

　　消费者购买和使用不同行业提供的各种产品。他们可以自行购买大多数家用产品，但是，消费者不能自行购买药品和医疗器械等特殊商品，这些医药产品通过医生或药师开具处方后方可购买和使用。由于非专业人士可能对特殊产品的科学或医学知识有限，因此需要依靠有执照的专家或医生来购买，否则可能引发副作用或意外风险。

由于对疾病的了解有限，消费者在患病时可能回归到一种天真的状态：他们可能更容易受所患疾病不同治疗意见或建议的影响，导致更加困惑。然而，如果最终用户（即患者）容易交流和理解有关疾病及医疗选择的信息，就能对疾病做出更加积极的反应，并在医院的帮助和医疗支持下获得更好的生活质量。

本书的作者是一位研究生命科学的科学家。他毕业于俄勒冈州立大学并获得毒理学博士学位，曾在韦恩州立大学化学毒理学研究所担任研究员；之后在美国食品药品监督管理局（FDA）工作；从 FDA 离职后，就职于宝洁公司，在监管和人类安全领域工作多年；离开宝洁公司后，作为 CMIC 韩国分公司的首席执行官从事药品的临床开发工作；从 CMIC 公司离职后，领导韩国企业集团的商业开发、新药研发和生物仿制药商业推广。作者曾在韩国大学生命科学系担任兼职教授 6 年（2008—2013），目前是 SFJ 制药集团亚太区总裁，负责亚太地区新型抗癌药物开发的临床运营。

作者认为，从行业中学到的知识和经验不应局限于行业本身受益，而应该将这些知识以更加简单适用的交流和理解方式为普通消费者所用。正是秉承着这种理念，才有了本书的问世。作者试图以通俗易懂的语言帮助普通老百姓了解癌症的医学常识，从而使患者在有生之年更有效地应对癌症。

致 谢 | Acknowledgments

我要感谢公共互联网网站提供的有用信息和翔实数据，以及来自美国国家癌症研究所（National Cancer Institute，NCI）、美国临床肿瘤学会（American Society of Clinical Oncology，ASCO）和美国癌症研究协会（American Association for Cancer Research，AACR）等顶级癌症研究机构发表和发布的许多肿瘤相关研究的文章。此外，我必须虚心地承认，本书借鉴或复制了网络上未留名人士所发表的一些文字材料，他们应该值得信任。

借此机会，我要衷心感谢在我的职业生涯中帮助过我的很多人，他们是我过去几十年的顾问或导师。首先，我要感谢俄勒冈州立大学的 George S. Bailey 博士和 David E. Williams 博士，他们接纳我以研究助理的身份攻读毒理学博士学位；其次，感谢美国 FDA 国家毒理学研究中心前主任 Ronald W. Hart 博士，他为我提供了参与国家毒理学研究计划的机会；第三，感谢日本 CMIC 公司的创始人兼首席执行官中村先生，他为我提供了领导 CRO 业务的机会；第四，感谢我尊贵的朋友，SFJ 制药集团创始人兼首席执行官 Robert Debenedetto 先生，他为我提供了开展肿瘤药物全球临床研究的机会。

　　同时，我还要感谢同事 Faith Fung 分享她在抗击乳腺癌方面的经验，并帮助编辑文稿。此外，我要感谢世界科学出版社的编辑团队，他们仔细完成了全书内容的编审。

　　最后，我想感谢我深爱的母亲 P. B. Choi 和父亲 H. D. Lee，他们为自己孩子们的成长和进步奉献了毕生的精力。

书 评 | Reviewers' Comments

评论者 1

David Read，MPH

Vice President of Medical Oncology

Dana-Farber Cancer Institute *

450 Brookline Ave. Suite 1608

Boston，MA 02215

《无癌人生：生得幸福，死得安详》这本书描述了 21 世纪初我们在与长期威胁人类健康的疾病——肿瘤做斗争过程中对该病的认识和处理措施。该书在语气、长度和深度上都充分考虑到患者、普通家庭和非专业人士，因为他们希望为自己、朋友和所爱的人了解这种疾病。作者在写作过程中参考了一些最新的学术期刊论文，这些文章由对肿瘤的认识和治疗产生重大影响的顶尖专家撰写。

---

* 美国哈佛大学医学院的主要教学辅助机构

本书首先从细胞和器官系统层面对肿瘤生物学进行了简要概述，然后深入阐述了癌症的毒理学原理和癌症药物治疗的理念。该书用非常形象的示意图展示了癌症相关问题。令人耳目一新的是，书中还为患者、家属和全体公众提供了基础科学、转化和临床研究方面的详细叙述。作者参考了目前可查阅的最新研究结果。本书还为患者、家属和公众详细介绍了肿瘤的分期和分级。

同样重要的是，本书还能缓解患者在面对新发或复发肿瘤时的焦虑情绪。在肿瘤学领域，人们越发意识到应该全方位帮助和照顾患者，而不仅仅是治疗肿瘤。因为几乎所有的癌症都无法治愈，所以本书详细叙述了姑息治疗、临终关怀和如何面对死亡，并提供了有关癌症的现实观点和所产生的广泛结果，这是战胜这种疾病当前正在做的事情，也是对未来的希望。

总之，我给新近被诊断为癌症的患者们强烈推荐这本书。如果再针对美国读者做进一步的修订，这本书将是非常珍贵的资源。我非常期待将这本书推荐给我们的患者和家庭资源中心，并乐意协助将此书摆在我们 Dana-Farber 癌症研究所礼品店的书架上。

评论者 2

Robert DeBenedetto
President and CEO, SFJ Pharmaceuticals, Inc.
5000 Hopyard Road, Suite # 330
Pleasanton, CA 94566

有很多书介绍了癌症是什么，还有一些书介绍了癌症的各类药物治疗；然而，这本《无癌人生：生得幸福，死得安详》不仅讲述了癌症是什么，以及如何治疗癌症，还十分通俗地讲解了许多癌症的根源，更重要的是，如何在生活中减少罹患癌症的概率。

除了祖国韩国之外，作者还在美国、日本和新加坡生活和工作过，这使他能以独特的视角观察癌症患者的生活方式和世界各地使用的癌症治疗方案。作者的全球经验也反映了这样一个事实：一个人无论生活在哪个国家，他们一旦被诊断患有癌症会产生相同的情绪反应和情感障碍，比如最初得知患病的消息时他们会经历怀疑、愤怒、接受等情绪变化；同时经受各种治疗方案的抉择，要么成功征服癌症得以幸存，要么接受临终的到来。

有些令人痛苦的事实难以用文字表达，但对癌症患者的理解和反思是必要的。我赞赏作者的勇气，他说出了许多人不愿意听但有必要听的话。

本书是一本虚拟的百科全书，几乎可以解答癌症患者关心的任何问题，包括癌症的病因，癌症的分型和分期，癌症的治疗方案，参加临床试验的利弊，寻求临终关怀的正确时机，以及患者在某些情况下需要做出的临终决定。

作为开发新型抗癌药物的制药公司总裁兼首席执行官，我们在临床试验中每天都会接触成千上万的癌症患者。基于这些经验，我强烈推荐这本书作为癌症患者患病各阶段的必读书。

评论者 3

Rolf Linke, MD

Physician and Clinical Researcher

Chief Medical Officer, SFJ Pharmaceuticals

Duernberg 6

D-83417 Kirchanschoering

Germany

李博士做了一项出色的工作，他以非常新颖且通俗易懂的方式讲述了癌症的重要性和复杂性，并为治疗癌症或照顾癌症患者的人分享了有用的经验。凭借他在毒理学和临床开发方面的背景和经验，他总结了癌症发生的主要风险因素，并介绍了减少风险的策略；解释了癌症患者可能面对的各种问题，包括肿瘤的诊断和特征，治疗和护理的选择，而不是深究技术细节。这是一本精心撰写的大纲书，对管理癌症患者的专业人士和面对这种恶性疾病的非专业人士都非常有帮助。

评论者 4

Faith Fung, Ph. D. , MBA

Vice President, Clinical Development, Asia

SFJ Pharmaceuticals Asia Pacific Pte. Ltd.

41 Science Park Road, #04 −02 The Gemini, Singapore 117610.

And a Breast Cancer Survivor

当一个人第一次被诊断出患有癌症时，震惊、恐惧、困惑和否认是一系列常见的围绕在我们心头的情绪。接下来，医务人员将实施一系列治疗手段，如手术、化疗、放疗、疼痛管理、物理治疗、替代治疗等，患者将在未来6个月或更长时间内穿梭于各个医院或诊所，就像一只站在滚轮上的老鼠，不停地跑来跑去却看不到尽头。

　　对大多数患者来说，诊断为"癌症"就像是对幸福生活宣判死刑。大多数人在被诊断为癌症时都十分吃惊并不知所措，甚至不知道下一步该做什么。许多患者可能对癌症及其治疗方案知之甚少，并且急于知道应该做些什么。亲朋好友可能提供各种建议，导致患者更加困惑。

　　事实上，癌症研究和癌症治疗在过去十年中取得了显著进步。确诊癌症不再等同于判决死刑。许多新型的个体化靶向治疗已被证实能够显著延长癌症患者的生存时间，即使在晚期癌症患者中也是如此。另外，与常规化疗相比，这些新型抗癌药物的副作用更少。因此，癌症患者在确诊后仍可长期生存。

　　作者写这本书是为了帮助人们了解癌症这种疾病及其相关的医学和科学常识，从而使患者能更有效地应对癌症。让患者了解自己的治疗计划有助于减少焦虑并使他们更主动地参与治疗。这种主动参与对培养患者抗癌的积极态度非常有必要。

　　本书适用于癌症患者、家属、照护人员、医药专业学生和工作人员、理科学生以及任何希望了解癌症的人。这本书在现在和将来都是非常好的癌症参考书。

人们如何接触有毒化学物质
经过活性有毒化合物作用发生基因突变后如何形成肿瘤细胞

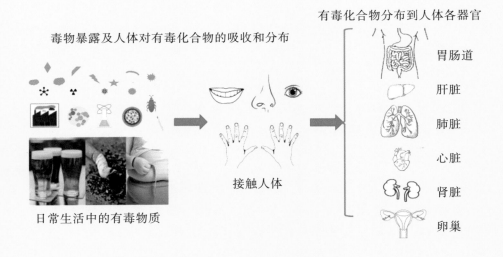

有毒化合物分布到人体各器官

毒物暴露及人体对有毒化合物的吸收和分布

胃肠道

肝脏

肺脏

心脏

接触人体

肾脏

日常生活中的有毒物质

卵巢

　　人们每天都会从所处的环境和日用品中接触到化学物质。这些化学物质被人体吸收并分布在体内，它们的吸收和分布方式取决于其理化性质。化学物质被吸收到体内的主要途径包括呼吸系统、皮肤或口服摄入消化道，所吸收的化学物质之后被代谢分布到体内的几个组织和器官。

DNA上的基因突变和肿瘤细胞的产生

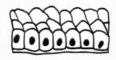

细胞

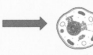

单个细胞在细胞核内的
染色体上含有DNA

DNA双螺旋

DNA双螺旋上的ATCG碱基与
有毒化合物相互作用

如果系统
修复不良

肿瘤细胞

如果免疫系统工作不佳

如果系统修复不良

基因发生突变

　　吸收的化学物质通过体内的生化反应在器官和组织内代谢，形成代谢产物。所形成的某些活化有毒代谢产物将持续与细胞中的微小分子相互作用，引起刺激、炎症，甚至与细胞内蛋白或DNA分子结合。在最坏的情况下，DNA分子中会发生基因突变，当体内的修复系统或防御机制不能正常工作时，会导致肿瘤细胞的产生。

　　肿瘤是由数百万个异质的细胞混合组成，其中一部分混合物会脱落离开原发肿瘤。来自该肿瘤的癌细胞可以通过血管转移，侵入周围器官或远处器官，并在那里定植和繁殖。

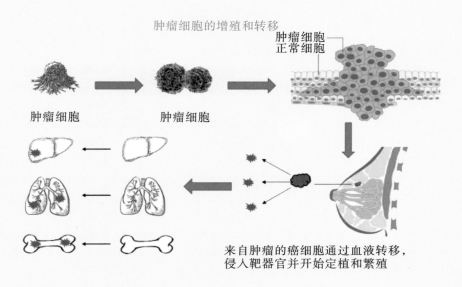

肿瘤细胞的增殖和转移

肿瘤细胞
正常细胞

肿瘤细胞　　　　　肿瘤细胞

来自肿瘤的癌细胞通过血液转移，
侵入靶器官并开始定植和繁殖

　　转移是癌细胞与所处内环境相互作用的病理结果。肿瘤
最容易转移的部位包括肝脏、骨骼、肺和大脑。

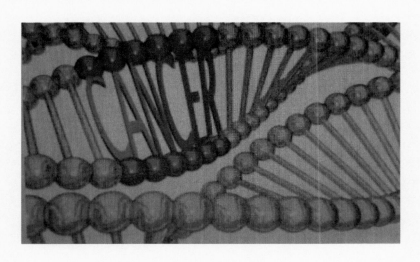

引 言 | Introduction

人类的平均寿命

1914 年美国的平均预期寿命约为 47 岁。在第二次世界大战以前，大多数欠发达国家的平均寿命低于 40 岁。

研究表明，人们过去的短寿主要归咎于细菌，可能是通过不卫生的生活方式直接感染病原体，或者由患者传播感染。因人们对细菌及相应传染病的医学和科学知识不足以及公共防护措施欠缺，导致许多人死亡。

1928 年，第一种抗生素——青霉素在英国被发现，它有效地抵抗了一些细菌感染。从 1940 年起，几种更有效的抗生素陆续被开发出来，如磺胺、四环霉素和链霉素。在过去的几十年中，多种抗生素和疫苗被开发用于对抗各种传染病。随着科学和医疗技术的进步，以及日常生活中卫生设施和卫生条件的改善，人类的预期寿命迅速延长。

尽管在过去几十年中科学技术取得了如此巨大的进步，但癌症仍然是当今人类面临的巨大挑战。

癌症的研究与进展

　　癌症和癌症治疗的研究始于 20 世纪初。由于当时可用于治疗癌症的科学知识和医疗技术水平非常粗浅，诊断癌症相当于宣判死刑。

　　20 世纪初，X 射线技术被引入并成为治疗癌症的核心医疗技术。当时通过 X 射线检查发现肿瘤时，只有两种治疗方案可供选择，要么通过手术切除肿瘤，要么用 X 射线束消融肿瘤。

　　在 21 世纪之交，随着癌症治疗经验和科学知识的积累，癌症治疗技术迅速发展。癌症治疗的主要策略转变为沿用至今的利用细胞毒性药物杀灭生长的肿瘤细胞，也称为化疗。

　　化疗药物一次可以有效杀灭大量癌细胞。但是，快速分裂的非癌细胞也可能因化疗而受损，因为化疗药物被设计成靶向针对正在分裂的任何细胞。

　　如今，癌症患者可以有选择性地化疗。患者现在可以选择新型抗癌药物，而不是依赖大规模针对所有分裂细胞(包括正常细胞)的化疗药物，这些新药旨在通过靶向针对肿瘤细胞中的特定分子来根除癌细胞。除了这些靶向抗癌药物以外，还有一些创新性抗癌药物正在被开发，如嵌合抗原受体 T 细胞技术(CART-T)、程序性细胞凋亡蛋白 1(PD-1)/程序性细胞凋亡配体 1(PD-L1)抑制剂、病毒疫苗和抗体药物偶联物(antibody drug conjugate, ADC)药物。

　　然而，癌细胞仍然可以通过避免药物毒性范围或寻找新的生存途径来逃脱新开发的抗癌药物的打击，最终转移到不同的器官和组织中。

由于癌症类型及其生存和增殖途径的复杂性，癌症研究人员在全面认识癌症的潜在机制之前还有很长的路要走。但是，科学家们正在努力开发各种新药和技术，在未来的某一天癌症终将成为可治愈的疾病。

确诊癌症的第一反应

鉴于癌症的致命性，恐慌是被诊断为癌症的患者常见的第一反应。由于对癌症本身和治疗选择缺乏了解，大多数患者非常焦虑以致不知所措。之后，患者会试图了解癌症及其结局，但是，一夜之间很难全面了解癌症的所有相关信息，于是人们尝试从多种渠道获取信息，但往往癌症相关的信息很复杂，普通人常难以理解。

患者在被确诊为癌症时常常关心的问题如下：

(1)有哪些抗癌药物或方法可以治愈我的癌症？

(2)目前的医疗技术对我所患的癌症治疗效果如何？

(3)我需要接受多长时间的化疗？

(4)我什么时候可以停止治疗？

(5)治疗费用是多少？

(6)我是否有机会战胜癌症？

(7)我还能活多久？

癌症的治疗流程

癌症患者应该知道一些非常重要的事情，医生应该在癌症治疗前对患者进行教育。

最重要的是癌症患者要经历的流程，例如组织活检和骨髓穿刺等检查，以及放疗和化疗等治疗。流程图应包括诊疗完成后对下列工作的说明，以及如何安度余生。应让患者了解他们可能需要经受的身体压力和疼痛程度，作为他们选择治疗方案的一部分。患者应该做好心理准备，对治疗结果有一个现实的期望。这意味着医生应该为患者提供参与整个过程的流程，并给出治疗的理由。应该让患者全面评估这些信息，以确保他们清楚地了解未来可能发生的情况。

让患者了解治疗计划中每个步骤的实施方式、治疗内容和原因，以及可能出现的结果区间，对于减轻患者对这种不可治愈疾病的心理负担非常重要。这些信息可以帮助患者减少焦虑，并使其更主动地参与治疗过程。这种主动参与意识对于癌症患者的积极抗癌态度非常必要。

总之，在诊断出癌症后，医生应该向患者详细解释肿瘤的分期和严重程度，并给出有用的治疗方案。反过来，癌症患者应该在治疗前积极了解抗癌治疗方案，整个治疗过程中的每一个细节，治疗的预期结果，以及预期的治疗后生活方式。

癌症相关问题指导

以下问题可以指导读者更好地认识癌症及其治疗方法。

人们为何以及如何患癌？癌症能够预防吗？癌症和其他疾病有何区别？如果被诊断出癌症或已发生进展，我们该怎么办？我们该如何对待它？癌症治疗何时结束？

本书通过若干章节阐述了癌症相关的一些重要概念，如癌症的发病、手术、放疗、化疗、恢复、复发、康复计划和临终路径。本书还简要介绍了癌症的毒理学常识，以便让读者了解接触化学物质的潜在风险以及在日常生活中预防癌症的方法。

以下是本书各章节阐述的关键主题：

第 1 章：毒理学和癌症风险；

第 2 章：癌症的分类及分型；

第 3 章：了解抗癌治疗方法；

第 4 章：了解肿瘤手术和化疗；

第 5 章：化疗后管理；

第 6 章：癌症患者的临床试验；

第 7 章：我应该参加临床试验吗？临床试验的利与弊；

第 8 章：过度医疗；

第 9 章：风险、收益与成本评估；

第 10 章：癌症的风险、体征或症状，以及监测；

第 11 章：生活质量；

第 12 章：临终关怀；

第 13 章：死亡反思。

了解癌症和治疗方法

借助拥有的毒理学博士学位和在肿瘤药物临床开发方面的丰富经验，作者希望与读者，特别是癌症患者分享一些有用的信息和科学知识。本书中的大部分内容都得到已发表的科学研究成果的支持。本书旨在为读者提供癌症相关的各方面的知识，并指导癌症患者的治疗和康复过程。由于癌症的多样性和复杂性，本书力图简单明了地介绍各种癌症的相关信息，以便普通大众也能更容易地认识并有效地治疗癌症。

癌症的治疗应该由具有特定类型癌症治疗经验的专家进行。此外，为了获得更好的治疗效果，癌症患者还应该学习一些关于癌症和治疗的基本知识。

癌症的治疗方法和过程将根据其类型、分期和诊断部位而不同。早期癌通过简单的手术相对容易治疗，随后根据需要辅以抗癌药物治疗，但中晚期癌或快速生长的肿瘤较难处理。

国家公立医院的许多医生往往受到医院制度、政策和有限资源的限制，难以兼顾到众多患者的照护。大医院医生每次出诊可能只给每位挂号患者5分钟的时间。在这样的工作条件和资源限制下，癌症患者很难获得医生提供的优质医疗服务。

出院后，癌症患者的情况可能会变得更糟，因为他们将独自对抗疾病。而且对于已经出院的患者似乎不能获得合适的指导。出院的癌症患者可能会尝试任何有助于改善其健康的方法，例如寻找新开发的药物、替代疗法、自然疗法、功能性食品和补充护理。

那么，患者应该如何对抗癌症呢？这个问题没有简单或正确的答案。为了更有效地应对癌症，我们应该了解癌症的病因、治疗方法、抗癌药物的类型，以及如何带瘤生存。本书还讨论了过度医疗与终末期癌症患者的生活质量及其临终问题。

所有人终将成为病人

生命是一次从出生、成长、衰老、生病到死亡的旅程。所有人在死前都会经历某种疾病，但每个人的生存和死亡方式截然不同。由于癌症的复杂性和个体生物多样性的交互影响，癌症的发生和发展非常复杂且难以处理。

在获得治愈癌症的完美医疗技术之前，所有癌症患者将不得不继续应对个人挑战以处理这一复杂疾病。重要的是确保癌症患者得到适当的支持和关心，以应对癌症可能造成的身体、情感、经济和其他问题带来的长期困扰。

作者力图用非专业术语解释癌症的发病原因、手术方法、治疗措施、复发、康复，以及死亡等各方面的科学知识。作者还讨论了一些超越科学范畴的癌症治疗相关内容，包括生活质量和临终告别，这些也是癌症患者应该考虑的重要现实问题。

作者希望癌症患者通过阅读和了解本书中的信息，可以在精神和情感上做好更充分的准备，以便他们更顺利地接受治疗，以及继续保持良好的生活质量。

目 录 | Contents

第1章
毒理学与日常生活中的毒性物质

什么是毒理学？

毒理学是生物学、化学和医学的一个分支学科，研究有关化学物质对生物体的不利影响。毒理学还关注生物系统中化学、生物和物理物质的有害影响，并用以确定活体内的损害程度。

影响物质毒性的因素包括剂量、暴露途径、种类、年龄、性别、环境和个体特征。毒性评估的目的是确定物质的不良反应。不良反应的程度主要取决于以下 3 个因素：①暴露途径（口服、吸入或皮肤接触）；②摄入剂量；③暴露持续时间——急性或慢性。毒理学家是专门研究毒素和毒液的症状、作用机制、治疗和检测方法的科学家或医学专家。

什么是毒性物质？

可以毫不夸张地说，世界上的所有物质都具有毒性，包括那些看似纯净温和的物质，都可能具有毒性。物质的毒性取决于暴露的条件，包括暴露的程度或时间，物质的进入途径或部位，以及暴露的对象。

　　我们在日常生活中暴露于环境中的各种物质以及我们使用的许多家用物品中。大多数情况下，由于暴露时间短暂且暴露剂量非常低，我们不会对接触到的物质产生反应。然而，当暴露频率非常高且呈慢性时，我们的身体就会在未来某个时间对物质产生反应。对特定物质的反应程度可能因暴露条件和暴露人员的个体特征而存在差异。我们使用的非处方（OTC）药或处方药总是包含两种不同的作用：一方面产生药物的功效，另一方面产生副作用（毒性）。功效和毒性就像硬币的两面，并且根据摄入药物的剂量和频率，身体会呈现不同的反应。因此，任何物质的毒性都取决于我们是以怎样的方式与之接触的。

日常生活中的潜在毒性物质

　　周围的环境，包括我们每天使用的家居用品，经常让我们暴露在无处不在的化学物质中。通常情况下，我们的身体在健康状态下，当暴露于这些化学物质时不会立即产生敏感或快速的反应，因为这些化学物质的浓度不是很高并且暴露时间短暂。

　　然而，当长期暴露于某种化学物质时，即使浓度很低，身体也可能对化学物质产生不良反应，并表现为刺激、炎症、过敏，甚至是基因/DNA 突变。

　　当人们患病导致免疫力较差时，对外部毒性物质的反应将变得强烈，并可能导致更严重的疾病。

　　当人们接触并吸收了大量毒性化学物质时，情况会变得非常严重，必须给予紧急医疗支持。

　　因此，人们应该意识到并谨慎对待环境中的化学物质、家庭用品以及在日常生活中可能不以为然的事物所带来的潜在危害。

日常生活中的主要毒性物质

以下是人们在日常生活中接触到的几种主要毒性物质：

（1）吸烟或间接吸烟（二手烟）；

（2）饮酒；

（3）吸入污染空气（特别是直径 $<10\mu m$ 的颗粒物），在大城市中可能由植物以及汽车等引起；

（4）饮料、烟熏烤肉以及腌制鱼类等食物中不同类型食品添加剂及防腐剂的使用；

（5）洗涤剂中的敏化表面活性剂，抗菌成分，防霉成分，各种石化产品释放的环境激素，杀虫剂和农药残留

化学物质的吸收、 分布、 代谢及排泄

我们所接触的化学物质各具特征，根据其理化性质的不同，具有不同的吸收和分布到人体的模式。

化学物质主要通过呼吸、皮肤和口腔摄入消化道等途径被吸收入体内，化学物质进入人体后，会分布在不同的器官和组织中；然后通过体内的生物反应来代谢，最后产生的代谢物通过不同的生物途径排出体外。

毒性物质的代谢与人体反应

对毒性物质的反应大多发生在体内的代谢过程中，反应可能是快速（急性）或缓慢（渐近）的，甚至可能经过很长时间的潜伏期后才出现，如癌症。

　　这些代谢过程涉及一系列与身体中的各种酶、化学物质和辅酶因子共同作用的生化反应。当体内形成一些活化的毒性代谢物时，人体的代谢过程将尝试对其用各种内部分子如抗氧化剂和酶来中和或解毒。

　　当毒性代谢物的活化与解毒之间存在积极的保护平衡时，人体不会出现任何毒性症状。然而，当人体的免疫系统被削弱或受到损害时，体内的排毒过程效率就会降低，活化的毒性代谢物就可能致病。这些活化的毒性代谢物将不断与细胞中的微分子相互作用，引起刺激或炎症，甚至与细胞中的蛋白质或 DNA 分子结合。在这些反应中，最严重的毒性代谢物相互作用之一是由 DNA 分子引起的基因突变，产生致癌基因并进一步转化为癌细胞。

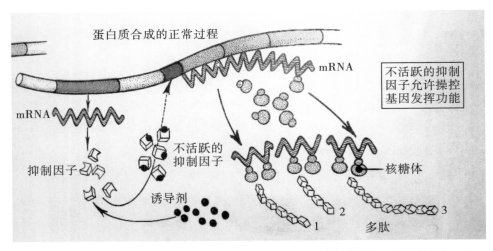

基因(DNA)、mRNA、核糖体等与蛋白质合成过程(引自《生物化学》第 3 版，作者为 Lubert Stryer，W. H. Freeman 和 Company)

　　当蛋白质合成的正常过程受到毒性代谢物的干扰时，体内将合成异常蛋白质。这些合成的异常蛋白质会引起不同类型的疾病并引发正常细胞向癌细胞转变。

　　第 13 章讨论了随着年龄的增长，越来越多的研究观察到人体内基因的突变。通过 DNA 分析，在约 10% 超过 65 岁的人群中发现基因突变，在约 20% 超过 90 岁的人群中发现基因突变①。

这一数据表明，癌症的高风险与衰老有关，原因是老年人体内存在更多具有突变基因的癌前细胞，这是在其整个生命周期中长期暴露于各种类型毒性物质的结果。人们通常不会感知或认识到活化的化学物质与细胞分子的相互作用引起的对身体的持续压力，然而，当身体的防御机制（免疫力）和（或）修复能力在特定时间点被削弱时，癌细胞将是分子水平爆发所引起的无声灾难。

Onco 先生——一位生活在大都市的上班族的一生

日常生活中的毒性物质暴露

Onco 先生是一位生活在大都市的上班族。他通勤至位于闹市区的公司工作。让我们看看他的生活方式以及他在城市的工作和生活中可能会接触到哪些毒性物质。

由于前一天晚上饮酒，Onco 先生早晨起床时感到头疼。他在洗澡之前喝了一杯冷水，之后用香皂和洗发水清洁身体，并用水彻底冲洗干净。接下来，他用发胶和喷雾定型头发，在脸上涂抹乳液，并在身体上喷洒除臭剂。吃完简单的早餐后，他用大量的牙膏刷牙。最后，他穿上衣服，在离开家之前喷洒了一些古龙水。

他沿着街道步行了 10 分钟，乘坐公共汽车，在 40 分钟内抵达办公室。在他走路时，经常吸入附近车辆排出的废气或烟雾。

他的工作时间是上午 9 点到下午 6 点。在工作期间他会用一次性纸

---

① 来源于 2014 年 11 月 26 日出版的《新英格兰医学杂志》中的文章，作者为 Benjamin Ebert，Janis Abkowitz。

杯喝几杯咖啡；中午在办公室附近的一家餐馆与同事共进午餐，享用各种富含美味调料的高热量食物；晚上和商业伙伴一起吃晚餐，或者和同事们一起喝啤酒、葡萄酒，有时喝烈酒并抽烟。

结束后他先步行后乘坐公共汽车穿过烟雾缭绕的城市回家，晚上回家后使用抗菌肥皂进行淋浴，并使用含有花式成分的牙膏刷牙，有时使用洗涤剂和芳香织物调理剂洗碗和衣物。他将樟脑丸和驱虫剂放在壁橱和抽屉，并在房间内喷洒化学除臭剂。他的房间窗户密封严密以便保持室内舒适的温度，并防止污染的空气进入房间。

这是一个单身的上班族——Onco 先生，如何在大都市生活和工作的典型模式。这种生活方式对于许多生活在高度城市化地区的普通人来说稀松平常。

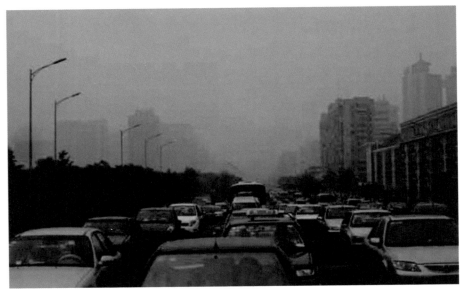

城市空气污染与烟雾——图片来自世界卫生组织（World Health Organization，WHO）

让我们在第 2 章中找出 Onco 先生在城市日常生活中可能接触到的化学物质。

第2章
毒性物质和体内生化反应

Onco 先生在日常生活中暴露于哪些毒性化学物质?

如第 1 章所述,Onco 先生每天都会接触到许多含有化学物质的物品,包括一次性纸杯、塑料杯、卫生纸、香皂、洗发水、护发素、沐浴露、发胶、香水、除臭剂、牙膏、汽车尾气、烟雾、香烟、酒精、高剂量的咖啡因、碳酸饮料、烟熏或烧烤红肉、高度腌鱼、各种食品添加剂、来自植物和建筑的细尘(颗粒物)等等。

经常接触这些物品中含有的各种化学物质会对我们的健康产生负面影响。

饮酒: 身体对高剂量酒精的反应

人们在喝烈性酒、啤酒和葡萄酒等含酒精饮品时会接触到酒精(乙醇)。随着吞咽酒精会直接进入由众多细胞和细胞层构成的胃壁,当胃壁中某些细胞株的黏膜暴露于难以忍受的高剂量酒精时,细胞将受伤并最终死亡。

胃壁细胞与细胞层图片（引自 Williams & Wilkins 公司出版的《Mellnoi 图解医学词典》）

　　当细胞受伤时，体内会释放激素和生长因子治疗受伤细胞。释放的激素和生长因子将流入储备细胞池，用以帮助恢复胃壁受损部分。胃壁层下或层间的储备细胞池对来自激素和生长因子的信号产生反应，产生新细胞以替换受损或死亡的细胞。通常胃壁细胞会迅速对紧急情况产生反应，有效恢复并用新生细胞保护胃壁。

　　然而，频繁饮用高剂量的酒精会导致胃细胞慢性损伤。这种不健康且持续痛苦的状态需要新生细胞来治愈受伤区域。新生细胞是通过一种细胞制造机制产生的，其中许多细胞分裂需要进行基因/DNA复制。

　　随着更多细胞分裂的发生，细胞分子（包括 DNA 和外部化学物质）之间相互作用的机会增加。基因/DNA 和细胞分子与外部活性化学物质的频繁相互作用会导致基因突变的可能性更高，从而导致异常细胞的产生。由基因突变产生的异常细胞可能转化为癌细胞。

超过身体耐受能力的酒精剂量会对胃造成初始损伤，继而对肝脏造成继发性损害。肝脏中形成的酒精代谢产物会对肝细胞造成压力。当酒精代谢产物的压力持续很长一段时间后，会导致酒精相关的脂肪肝、肝硬化，最后导致肝癌。

此外，过量饮酒也会对包括大脑在内的其他器官造成伤害。大量的酒精摄入也会破坏脑细胞。

已发表的研究中记录并描述了饮酒与癌症风险之间的关系，总结如下。

酒精与各种类型的癌症均有因果关系，且长期摄入酒精的人群罹患癌症的风险最大。即使适度摄入酒精也可能增加患癌风险。无论饮用何种类型的含酒精饮料（包括啤酒、葡萄酒或其他酒类），都可持续观察到因摄入酒精导致的癌症风险[1]。

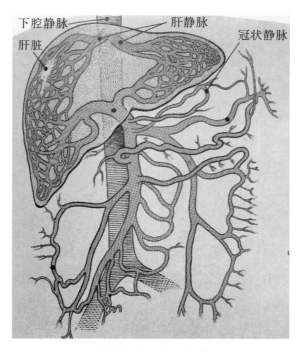

肝脏内外的交叉血管

乙醇脱氢酶可以代谢酒精并将其排出体外。在代谢过程中，醇（乙醇）首先被氧化成乙醛，然后被氧化成乙酸，乙醛通过与体内的 DNA 和蛋白质结合发生诱变[2]。

体内长期摄入酒精诱导的氧化应激反应可通过 CYP2E1 途径导致慢性组织炎症。饮酒会影响体内如雄激素和雌激素等的循环，导致发生乳腺癌[3]。酒精摄入也与体内叶酸浓度降低有关，这与结肠癌的病因相关[4]。

当人体细胞摄入酒精后，CYP2E1 酶被迅速诱导，CYP2E1 酶可将各种类型的外源性物质或致癌化合物代谢为更具生物活性的形式，使其可与 DNA 或蛋白质毒性结合。

参考文献

[1] IARC Working Group on the Evaluation of Carcinogenic Risks to Humans. Personal habits and indoor combustions, in A Review of Human Carcinogens. France：Lyon，2009.

[2] Pöchl G，Seitz HK. Alcohol and cancer. Alcohol Alcoholism. Crossref：Medline，2004，39：155 – 165.

[3] Van't Veer P，Kampman E. Food，Nutrition，Physical Activity，and the Prevention of Cancer：A Global Perspective. Washington DC：World Cancer Research Fund/American Institute for Cancer Research，2007.

[4] World Cancer Research Fund/American Institute for Cancer Research：Food，Nutrition，Physical Activity，and the Prevention of Cancer：A Global Perspective. Washington DC：American Institute for Cancer Research，2007.

美国临床肿瘤学会（ASCO）关于酒精和癌症预防的声明

根据美国临床肿瘤学会（the American Society of Clinical Oncology，ASCO）2017 年发布的声明，酒精摄入是癌症的一个发病因素，过量饮酒会对癌症治疗产生负面影响。ASCO 引文将全球新发癌症的 5% 和死亡病例的 6% 直接归因于饮酒[1]，然而大多数人并不认为酒精摄入是癌症的危险因素。

参考文献

[1]LoConte NK, Brewster AM, Kaur JS, et al. Alcohol and cancer: A statement of the American Society of Clinical Oncology. J Clin Oncol, 2017.

吸　烟

当吸烟时，大量的致癌化学物质被吸入肺内，其中具有代表性的致癌物质包括苯并芘、多芳烃（poly-aromatic hydrocarbon，PAH）、甲醛、二噁英、砷、亚硝胺和尼古丁。

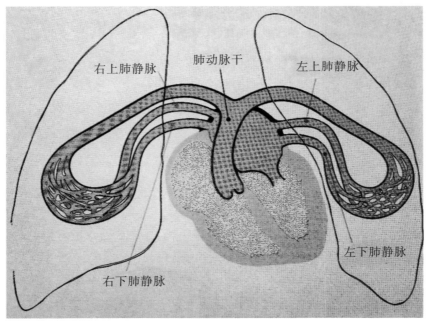

右上肺静脉　　肺动脉干　　左上肺静脉

左下肺静脉

右下肺静脉

穿过肺部和心脏的交叉血管（引自 Williams & Wilkins 公司出版的《Mellnoi 图解医学词典》）

吸入肺部的毒性化学物质通过循环被运送到身体其他组织和器官，之后经过处理、代谢后，最终排出体外。需要注意的是，在体内代谢过程中，生化反应可以形成二级和三级毒性代谢产物。体内形成的毒性代谢产物可以穿透细胞并与 DNA 或其他细胞分子结合，从而导致细胞异常。

吸烟不仅会导致肺癌，还会导致身体其他器官和组织的癌症，原因是致癌毒性化合物及其代谢产物会通过血管循环到达身体的各个部位。

电子烟与卷烟

有研究发现[1]，使用电子烟可能导致未来吸食卷烟。14 ~ 30 岁使用电子烟的年轻人吸食卷烟的可能性比从未使用过电子烟的年轻人高3.6 倍。这意味着电子烟不仅仅是卷烟的替代品，而且还是未来吸烟的重要风险因素。

有证据明确显示，与吸食卷烟一样，电子烟、无烟烟草和水烟也可能导致严重的健康问题，包括癌症。因此，应强烈劝阻年轻人使用电子烟。

参考文献

[1] Soneji S, Barrington-Trimis JL, Wills TA, et al. Association between initial use of e-cigarettes and subsequent cigarette smoking among adolescents and young adults: A systematic review and meta-analysis. JAMA Pediatr, 2017, 171: 788 – 797.

消费品中的潜在毒性化学物质

尽管消费品中的化学成分不会对身体造成急性不良事件(即毒性反

应事件），但是消费者长期暴露于来自各种产品中不同类型的化学物质仍可能导致延迟健康问题。现就日常生活用品举例如下。

● 由不合格的再生原料在控制不良的制造工艺下生产的纸巾可能引起皮肤刺激或导致黏膜感染，原因是纸巾中可能含有害细菌和诸如漂白剂等有毒物质。一旦黏膜发生细菌感染，炎症就可能进展至身体其他部位。

● 城市小公寓中的淋浴空间通常都非常狭小，通风系统也很差，当人们使用含有各种化学成分的沐浴露、洗发水或护发素洗浴时，一部分化学物质会通过皮肤和头皮被人体吸收。在淋浴期间蒸发或雾化的化学物质也会通过肺部吸入。如前文所述，被人体吸收的化学物质经过分布、代谢，然后排出体外，但体内形成的一些代谢产物经常会与细胞分子相互作用，并可能导致健康问题。

● 合成衣物洗涤剂、织物柔软剂、发喷、发胶、除臭剂和餐具洗涤剂都含有各种化学品香精。香精的配方中通常含有数十种化学成分。虽然这些成分通常不会产生急性毒性反应，但会引起迟发性副作用，例如过敏。虽然有一些成分可以被人体代谢并轻易排出体外，但仍有一些成分可能会在体内进行长时间的生物累积。当不可被生物降解的成分在体内积累多年后，可能会发生生化反应，导致迟发性健康问题。

消费品在投放入市场前对其含有的化学物质通常会使用暴露评估工具进行检测，并在通过评估后标识为安全可用。对消费品进行的典型毒性测试包括眼睛刺激、皮肤刺激、皮肤过敏、吸入安全性、发育毒性、遗传毒性和致癌性。设计和实施这些测试的目的是确保产品的安全性，检测方法通常包括通过体外（实验室测试）、体内（动物实验）以及主要在人体皮肤上的临床测试。

全球消费品营销公司依靠标准的人体安全计划来确保产品的安全性，以供消费者放心使用。他们采用这种方法生成的安全数据具有一定的安全边际，但不是毒性阈值。然而，人们对这些安全计划仍然充满了担忧，因为当前的安全计划不可能完全符合消费者使用以及暴露于各种类型产品可能引起的所有条件或情况。此外，消费品中的某些成分可能仅在终生重复使用后才会对消费者的健康产生负面影响。

许多产品虽然是在翔实、科学、严谨的产品配方毒理学评估基础上研发出来的，但消费者仍然很难彻底消除其与健康相关的风险，原因是消费者接触不同类型产品中各种化学品的条件不同，包括每个消费者的习惯和用法也不相同。

消费者也可能在使用消费品多年后才会出现迟发性健康问题。因此，应该在使用前了解产品的安全性，对其保持警惕，并应在指导下使用产品，同时尽可能减少与产品中化学成分的接触。由于迟发性毒性风险与人们一生中接触的化学物质的总量成正比，因此尽可能减少对化学物质的暴露有助于降低老年期迟发性毒性风险。

环境激素（内分泌干扰物）

内分泌系统就像我们体内的通信网络，协调和平衡身体的各种功能。人体内有多个内分泌组织，如卵巢、睾丸、肾上腺、脑下垂体、甲状腺和胰腺，它们生成激素并将其分泌至全身的血液系统、器官和组织中。

激素与组织、器官和神经系统一起控制身体的许多重要功能，如身体的能量水平、生殖、生长发育、内部平衡以及对外部压力的反应。

人们会在日常生活中接触到许多干扰内分泌功能的化学物质。这些物质的化学结构和化学活性会干扰体内的激素信号，由此引发健康问题。

具有与体内激素结构相似的内分泌干扰物可以与细胞上的受体结合并干扰内源性激素的正常活性。来自激素的正常信号将被破坏，人体也将无法正常对激素产生应答[1]。

内分泌干扰物常见于食品和饮料、药品、化妆品、杀虫剂、塑料制品以及许多其他常见产品。内分泌干扰物的实例包括己烯雌酚（DES－合成雌激素）、二噁英和二噁英类化合物、多氯联苯（PCBs）、二氯二苯基三氯乙烷（DDT）、双酚 A（BPA）、邻苯二甲酸二（2－乙基己基）酯（DEHP）和全氟化合物（PFC）①。

双酚 A（BPA）用于生产聚碳酸酯塑料和环氧树脂。邻苯二甲酸二（2－乙基己基）酯（DEHP）用于制造食品包装、一些儿童产品和聚氯乙烯（PVC）医疗器械。全氟化合物（PFC）如全氟辛酸（PFOA）和全氟辛烷磺酸（PFOS），可从一次性纸杯中释放出来。

植物雌激素天然存在于植物中并表现出类似激素的活性。如染料木黄酮和大豆苷元均含有植物雌激素，植物雌激素可以在大豆衍生的产品中获得。

体内吸收内分泌干扰物会导致各种健康问题。严重情况下，内分泌干扰物可以减少男性精子数量并导致女性子宫内膜异位症或阴道癌。

食物和饮料

● 咖啡：过量饮用咖啡可能会导致睡眠不足。咖啡因，尤其是高剂量咖啡因，会导致某些人心律失常。

● 糖：人们经常摄取含有大量糖分的食物和饮料。除了这种直接的糖摄入，摄入含有碳水化合物的食物也会导致人体吸收更多的糖。摄入大量的糖会导致超重和肥胖，并由此带来各种健康风险。

● 食品添加剂：食品添加剂是添加到食品中用于不同目的的化学成分，例如食品着色、食品成型、补充营养素或预防食物腐烂。大多数加工食品中均含有大量人工添加剂。食品添加剂的种类有数百种，

① 来源于 2001 年国际毒理学组织关于低剂量内分泌干扰物质的同行审查报告。

具体分类如下。

■ 天然食品添加剂或人工合成的化学食品添加剂。

■ 功能分类：防腐剂、消毒剂、抗氧化剂、着色剂、漂白剂、调味剂、甜味剂、香料、增强剂、乳化剂、脱脂剂、胶基、泡沫抑制剂、溶剂、改良剂等。

每家食品生产公司都必须遵守法律法规。尽管有一些指导政策和操作标准可用于评估食品成分和产品配方的安全性，但如果食品成分质量差、杂质污染或人造食品添加剂制造工艺不当，仍可能导致健康问题。

● 熟食：人们在摄入某些类型的熟食如烧烤红肉或咸鱼等食物时暴露于各种致癌化合物。由于在木炭燃烧过程中肉蛋白和脂肪的不完全燃烧，会产生致癌化合物，如苯并芘、杂环胺（HCA）、多环芳烃（PAH）和亚硝胺。当盐（硝酸钠）与鱼中的二甲胺相互作用时，会产生致癌的 N - 亚硝基胺化合物。

城市中的烟雾和粉尘

长期暴露于烟雾中的粉尘（颗粒物）会导致人体罹患严重疾病。由颗粒物引起的疾病包括卒中、缺血性心脏病、慢性阻塞性肺疾病（COPD）和肺癌。细粉尘是一种污染物，主要来自发电厂、汽车和矿物燃料燃烧。这些以化学物质和离子化合物形式循环的各种污染物可经肺部吸入后分布于全身。

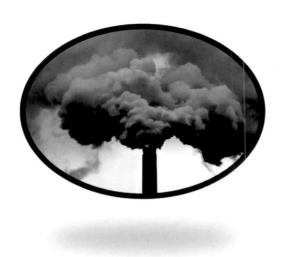

细粉尘的分类（颗粒物）

- 可吸入颗粒物（PM10）：粒径 < 10 μm。
- 细颗粒物（PM2.5）：粒径 < 2.5 μm。

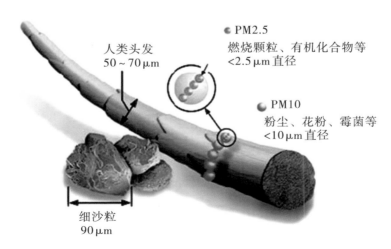

人类头发
50~70 μm

PM2.5
燃烧颗粒、有机化合物等
<2.5 μm 直径

PM10
粉尘、花粉、霉菌等
<10 μm 直径

细沙粒
90 μm

图片显示 PM2.5 和 PM10 与沙子和头发的直径对比

　　大的尘埃颗粒在抵达毛细血管网络围绕肺泡囊细胞前，经过肺的气管分支时可以被过滤掉。然而，在自然界中不易结块的微小粉尘（例如 PM10）可直接渗入肺泡细胞。

　　换言之，细粉尘颗粒的直径越小，越难以阻止其直接渗入肺泡细胞中，从而导致呼吸系统疾病或其他身体免疫功能损害。

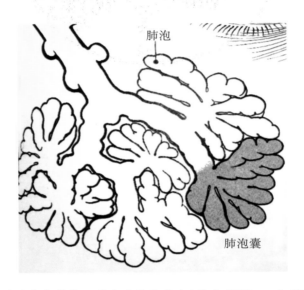

肺泡——肺的基本单位，存在于肺泡囊中（引自 Williams & Wilkins 公司出版的《Melloni 图解医学词典》）

　　与硝酸离子或硫酸离子结合的细小粉尘会氧化形成一氧化氮或硫氧化物，然后渗入肺泡细胞中。这些化合物会引起细胞和组织炎症，导致健康问题，例如支气管炎、哮喘、COPD 和心律失常。此外，它们可以刺激白细胞使血管壁发炎，导致严重的疾病，如动脉硬化、心肌梗死和卒中。

　　一项研究调查了 1974—2009 年美国 6 个城市空气污染与成年人死亡率之间的关系，结果显示，PM2.5 以每年 2.5mg/m³ 的减少速度与死亡率减少 3.5% 呈现正相关。此外，从 20 世纪 80 年代到 90 年代，人均寿命增加了 2.7 年。据估计，PM2.5 以 10mg/m³ 的速度增加将导致死亡率增加 1.1%。综上所述，这些证据表明受到细粉尘严重污染的空气与疾病的爆发以及人类死亡率的增加密切相关。

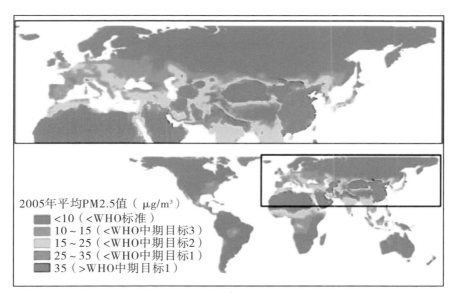

2005年平均PM2.5值（μg/m³）
- <10（<WHO标准）
- 10~15（<WHO中期目标3）
- 15~25（<WHO中期目标2）
- 25~35（<WHO中期目标1）
- 35（>WHO中期目标1）

显示污染区域细粉尘的世界地图。红色区域代表细尘污染最严重的地区（引自 WHO）

石　棉

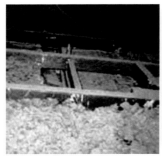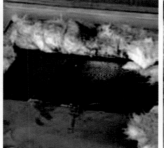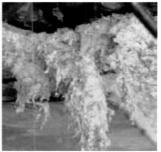

　　许多年前，石棉被广泛用作房屋或建筑施工中的隔热材料。如今仍然有部分石棉留在旧房屋或建筑物内。石棉的粒径是头发的1/5 000，可直接渗入肺组织和细胞中。肺部吸入石棉20～40年后可能导致肺癌和其他肺部疾病。它是真正的沉默杀手。

消费品中抗菌成分的毒性

　　消费品中包含抗菌成分的产品包括：

- 厨房清洁剂。
- 除臭剂或纺织品除臭产品。
- 肥皂。
- 沐浴露。
- 含抗菌成分的牙膏产品。

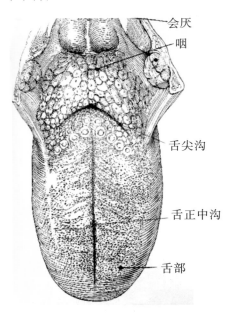

舌与咽喉的图片（引自 Williams &Wilkins 公司出版的《Melloni 图解医学词典》）

消费者在日常生活中会使用各种类型的抗菌产品。从表面上看，抗微生物产品似乎能够通过杀死有害细菌从而对消费者的健康有益，但与同类普通产品相比，含有抗菌成分的产品可能无法真正有助于预防疾病。

有吸引力的商业广告通常会误导消费者，这些广告正是利用了消费者对细菌感染的恐惧。消费品营销公司竞争性地开发和销售各种类型具有更广泛抗菌活性的抗菌产品，这些产品在可能杀灭细菌的同时，也会对健康产生危害。

这些产品中的一些抗菌成分可以通过皮肤、口腔或呼吸道进入人体，例如，我们刷牙时可以摄入或吸收牙膏的某些成分。市售的抗菌化学产品有几种类型，如抗菌皂、沐浴露、洗涤剂、织物除臭剂、除尘剂、防霉喷雾剂和驱虫剂。

肥皂中的抗菌成分及其毒性

三氯生是一种抗菌化学物质，广泛用于制造抗菌肥皂。三氯生在肥皂配方中单独使用或与三氯卡巴利尼混合使用产生协同作用，能够更有效地杀死细菌。

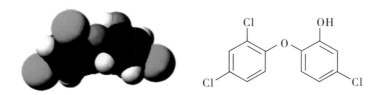

三氯生：5－氯－2－（2，4－二氯苯氧基）苯酚

肥皂是用含有三氯生的抗菌皂屑模塑而成。在制作过程中经受高温时，三氯生可转化为不同类型的化学物质，如二噁英或二噁英类物质。

二噁英是环境中常见的持久性污染物。二噁英具有高毒性，可引起生殖和发育方面的问题，损害人体免疫系统，干扰激素，并最终导致癌症。消费者应减少与二噁英或类似物质的接触。

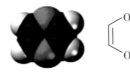

1，4－二噁英

抗菌肥皂和普通肥皂有什么区别？

与普通肥皂相比，抗菌肥皂能给我们带来哪些益处？它们真的具有更好的杀菌功效吗？

通过实验室检测比较洗手时抗菌肥皂和普通肥皂之间的抗菌功效，未发现显著差异。另一项测试比较了用清水洗手与用抗菌肥皂洗手的抗菌功效差异，结果不出所料，与用清水洗手相比，用抗菌肥皂洗手显示出优异的抗菌功效。但同样，与仅用清水洗手相比，普通肥皂也显示出优异的抗菌功效。

有的商业广告在推广抗菌产品时，标有"99.9％去除细菌"的广告语。这类广告正是利用了消费者对细菌传播疾病的担忧。然而，并没有明确的证据证明这些商业信息是基于有效的科学数据而得出的结论。用普通肥皂洗手应该足以去除污垢、脂肪物质和致病菌。普通肥皂的消毒效果与抗菌肥皂并无显著差异。

抗菌成分三氯生和肝癌

2014 年 11 月，Robert H. Tukey 博士（美国加州大学圣地亚哥医学院）在《（美国）国家科学院院刊》（*Proceedings of the National Academy of Sciences*）上发表了一篇关于三氯生的研究报道。许多家庭用品中都含有三氯生，包括牙膏和洗涤剂产品。

Tukey 博士的研究小组用小鼠对三氯生进行了毒性实验，发现小鼠暴露于三氯生 6 个月（相当于人类的 18 年）后发生肝组织纤维化和肝癌，另外一些小鼠还进展为肾组织纤维化[①]。

环境中的三氯生易于检测，因为它广泛存在于许多消费品中。75% 的消费者体内和 95% 的母乳喂养母亲的母乳中都含有三氯生。前期对含有三氯生产品的研究报告已经对孕妇发出警告，三氯生可能导致胎儿发育问题，该研究报告还指出，长期接触三氯生可能导致人体罹患肝癌。

与三氯生一样，消费品中的许多其他化学成分也可以被人体吸收。使用某些家用产品后，可以在血液中检测到相应的化学成分，如牙膏、沐浴露、洗发水、护发素和喷雾型产品。

某些化学物质被人体吸收后会在体内代谢，其形成的化学物质和代谢产物如果一直留存在体内，可能会诱发毒性反应，例如刺激、过敏反应或慢性健康问题。

避免暴露于潜在毒性物质的简单生活

目前制定了许多监管准则对消费品中某些化学品和成分的使用进行管制。家用产品销售公司应遵守各国的法律和监管准则，对其产品的安全性负责。除符合相关的法律和法规外，大型国际公司拥有一定的科学知识和技术，可对其产品进行安全评估。这些公司的产品只有

---

① 来源于 2014 年 11 月 17 日出版的《（美国）国家科学院院刊》中的文章，作者为美国加州大学圣地亚哥医学院的 Robert H. Tukey。

在进行安全评估后才能销售，以保障消费者使用的安全性。

重要的是，除了暴露于家用产品中的化学物质之外，人们在周围环境中的任何地方都会接触到化学物质，因此，每种产品的安全计划不足以帮助我们避免接触各类产品中的化学品以及来自环境中其他毒性物质的风险。由于人们每天都接触到大量化学物质，因此我们很难对日常生活中接触到的所有化学物质进行准确的安全评估，况且其中许多物质是在我们不知情的情况下接触的。

如果我们能够准确地对每天暴露的所有毒性化学物质进行安全评估，那么这种安全评估的结果将与公司对单一化学成分或产品配方进行的风险评估结果完全不同。

患病的可能性与接触毒性化学物质的频率和持续时间成正比。一项针对老年人的研究表明，接触毒性物质与血液中存在的癌前细胞数量具有密切关系。研究发现，血细胞中的 DNA 基因突变随着年龄的增长而增加，大约 10% 的 65 岁以上和 20% 的 90 岁以上的人带有基因突变。

因此，为了保持健康的生活方式，应尽量减少日常生活中的潜在毒性化学物质暴露：①避免使用含有抗菌剂、芳香剂和人工添加剂等成分的非必要产品；②远离空气污染和水污染严重的区域。

常规体检相关的风险

具有强能量束的 X 射线可以穿透身体，生成身体内部结构的图像，并可以在摄影胶片或计算机监视器上进行观看。X 射线检查可用于准确诊断疾病。

辐射剂量的科学测量单位是 mSv，其他辐射剂量测量单位包括 rad、rem、roentgen、sievert 和 gray。

身体的不同组织和器官对辐射的敏感性不同。因此，X 射线扫描和

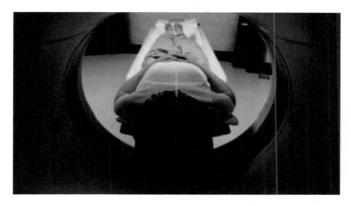

CT 图片

接受射线所引起的风险会依据暴露的身体部位不同而存在差异。如今许多人通过 CT 和胸部 X 射线进行健康检查或疾病治疗。长时间暴露于 X 射线将导致更大的健康风险。

2012 年 8 月发表的一篇文章报道，儿童时期 CT 扫描的辐射暴露与后续白血病和脑肿瘤的风险增加有关。数据显示，使用 CT 扫描在儿童中给予约 50mGy 的累积剂量可能使其罹患白血病的风险增加 3 倍，而约 60mGy 的剂量可能使罹患脑癌的风险增加 2 倍[①]。

人们应该意识到使用 CT 扫描或 X 射线进行过度体检的风险。

癌症相关细菌和病毒

除了最大限度地减少环境、食品和消费品中毒性化学物质的暴露外，我们还需要关注致癌细菌和病毒。例如，幽门螺杆菌（Helicobacter pylori，Hp）可引起胃癌，人乳头瘤病毒（Human Papilloma Virus，HPV）可引起宫颈癌和其他几种癌症。

———————————

① 来源于 2018 年 8 月 4 日出版的《柳叶刀》第 380 卷，9840 期。

幽门螺杆菌于 1983 年被发现。Hp 生活在被感染者的胃黏膜中，在胃中分泌多种酶和毒素。身体的免疫系统对毒素产生反应，从而引起胃部炎症，导致胃炎、胃溃疡和十二指肠溃疡。当体内存在 Hp 时，罹患胃癌的风险可增加 2~3 倍。

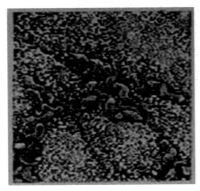
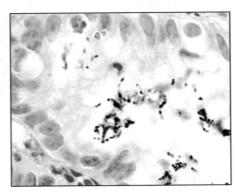

幽门螺杆菌的图片(引自维基百科)

Hp 感染是由摄入被含有 Hp 的粪便污染过的食物或水引起的，也可以经口对口传播。过去，亚洲人中 Hp 的感染率特别高，但随着卫生条件的改善和生活水平的提高，目前的感染率显著降低。Hp 感染可以联合使用抗生素和抑酸药进行治疗。

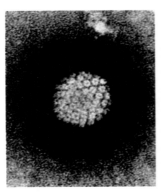
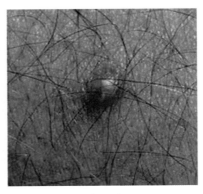

人乳头瘤病毒和乳头状瘤(引自维基百科)

根据美国疾病控制和预防中心(the Center of Disease Control and Prevention，CDC)的数据，美国约有 2 000 万人感染 HPV，每年有 620 万新病例。有超过 40 种不同类型的 HPV 引起器官、组织和皮肤的感染。HPV 通过与感染者的性接触传播，在出现临床症状之前感染表现不明显。感染区域包括外阴、阴道、阴茎和肛门。

HPV 是引起宫颈癌的主要原因，并且大部分的阴道、外阴、肛门、阴茎和头颈部(口腔和口咽)癌症也是由 HPV 引起。据报道，90% 的乳头状瘤是由感染 HPV 6 和 HPV 11 病毒引起，约 70% 的宫颈癌是由 HPV 16 和 HPV 18 病毒引起。

根据美国 CDC、美国妇产科学院(American College of Obstetricians and Gynecologists，ACOG)和美国儿科学会(American Academy of Pediatrics，AAP)表示，鉴于存在罹患 HPV 相关癌症的风险，强烈建议男孩和女孩均常规接种 HPV 疫苗。然而，2014 年的一项研究显示 HPV 疫苗接种率仍然很低，只有 40% 的女孩和 22% 的 13 ~ 17 岁的男孩完成了 HPV 疫苗的系列接种。尽管如此，卫生和公共服务部已制订了目标，2020 年疫苗接种率应达到 80%。

美国的一些州正试图通过法律规定儿童必须接种 HPV 疫苗作为入学要求之一，或者规定 11 岁和 12 岁的学生必须接种 HPV 疫苗才能开始读 6 年级。

HPV 疫苗是人类发明的第一种成功针对癌症的疫苗。该疫苗于 2006 年获得批准，现在可供儿童和成人使用，接种年龄范围为 9 ~ 26 岁。市场上有两种商用 HPV 疫苗，即 Gardasil(Merck 公司生产)和 Cervarix(GSK 公司生产)。

第3章
癌症的致病因素和影响治愈的因素

第 2 章我们回顾了日常生活中可能对健康产生不良影响的几种潜在有毒物质。本章我们将讨论影响健康的其他重要因素，并将其分为 3 种：①内部因素；②中间因素；③外部因素。

内部因素

（1）遗传学（例如遗传病、性别、种族）；

（2）体重（如肥胖）；

（3）生理和病理状况；

（4）内脏器官状态（如肝、肺、心脏、肾、胃、胰腺、膀胱）；

（5）年龄因素（例如儿童、成人、老人）。

中间因素

（1）成瘾性物质（例如烟草、酒精、毒品）；

（2）食物和饮食习惯；

（3）压力和心态。

外部因素

（1）气候，紫外线，环境污染；

（2）医疗服务质量，疾病诊断、护理和治疗；

（3）患者的依从性；

（4）教育和经济水平；

（5）社会文化背景。

疾病的发生和发展受到上面所列因素的影响。疾病的发生与人们的日常生活方式、工作和饮食习惯等个人因素密切相关。下面将介绍每种因素及其相关健康风险的一些细节。

饮　食

据说世界上 1/3 的癌症患者为生活在美国的人。如果我们将世界其他地区的癌症病例数与美国不同人群的癌症病例数进行比较，那么美国的癌症发病率肯定高于世界其他地区。与其他国家相比，为何美国的生活水平优于世界其他地区，但癌症发病率却如此高？

美国癌症发病率高的主要原因是饮食习惯。就癌症风险而言，导致肥胖的高热量饮食与吸烟风险一样高。应该指出的是，在美国进行的大量健康检查可能导致癌症发病率升高，从而使报告的癌症发病率更高。

已有几篇发表的科学文章显示肥胖与癌症之间存在密切关系。肥胖还会对治疗中癌症患者的预后产生负面影响。因此，控制患者的饮食以减少肥胖不仅有助于预防癌症的发生，而且还可以改善癌症患者的治疗结果。

肥胖和癌症

2014 年，美国临床肿瘤学会（American Society of Clinical Oncology）发布了关于肥胖和癌症的第一份正式声明。该声明称，尽管肥胖早已被认为是导致糖尿病和心血管疾病的主要原因，但肥胖现在应成为抗击癌症和改善癌症患者预后的核心问题。

2014 年 11 月，Ligibel 博士在《临床肿瘤学杂志》（the Journal of Clinical Oncology）上报道，人们了解和理解肥胖与癌症之间的关系非常重要。肥胖占癌症相关死亡人数的 20%。肥胖相关的癌症风险与烟草相关的癌症风险一样高①。在过去的 30 ~ 40 年，美国和其他发达国家的肥胖症发病率都在升高。有充分的证据显示肥胖可导致心血管疾病和糖尿病，此外，它也是一个重要的癌症潜在风险因素。

肥胖会使正在接受长期治疗的癌症患者的预后恶化，并降低抗癌药物的疗效，还会增加并发症和复发的风险。肥胖患者的脂肪细胞可以通过支持肿瘤组织周围微血管的产生和提供癌细胞所需的营养来促进癌细胞的生长。

儿童肥胖和白血病

2014 年发布了另一份关于肥胖与儿童白血病关系的重要报告。Mittelman 博士在美国癌症研究协会（American Association for Cancer Research，AACR）会议上表示，肥胖与癌症以及由癌症引起的死亡密切相关。此外，与非超重儿童相比，超重急性白血病儿童的复发率更高。

---

① 来源于 2014 年 11 月出版在 JSO 中的文章，作者为 Dana - Farber 癌症研究所的 Jennifer A. Ligibel 博士。

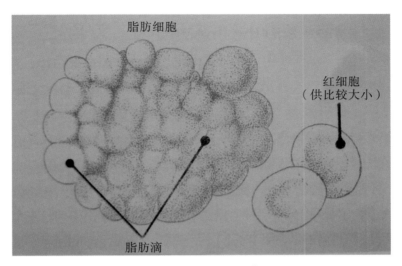

图片比较了脂肪滴和红细胞的大小（引自 Williams &Wilkins 公司出版的《Melloni 图解医学词典》）

一项基于动物实验模型的研究报道，对患有白血病的肥胖小鼠采用抗癌药物治疗后的存活率特别低。该报告的关键点包括：①脂肪细胞和脂肪滴干扰并减少癌细胞对抗癌药物的吸收；②脂肪细胞通过释放天冬酰胺、谷氨酰胺、脂肪酸和其他促进癌细胞分裂和生长的物质有助于癌细胞存活；③脂肪细胞干扰癌细胞中的细胞凋亡信号（细胞自杀）[1]。

医生有时会给予年轻的白血病患者类固醇药物治疗，这种治疗方法可使儿童的体脂增加 25%。类固醇治疗会导致体重增加，也增加儿童的食欲，使其吃得更多，从而使治疗情况恶化，导致药物治疗效果下降，从而降低了年轻白血病患者的存活率。

根据其他研究结果，肥胖对白血病患者的不良影响可以通过直接减少体脂来逆转[2]。洛杉矶儿童医院的 Etan Orgel 博士在报告中说，与肥胖患者相比，抗癌药物治疗对减肥患者的效果更好[3]。

总之，肥胖与癌症显著相关，肥胖不仅是癌症的直接原因，也是癌症患者预后恶化的因素。因此，控制肥胖不仅可以保持普通人群的健康，而且对于正在接受治疗的癌症患者也很重要。

参考文献

[1] Mittelman SD. Childhood obesity and leukemia：Oportunities for intervention. AACR International Conference on Frontiers in Cancer Prevention Research, 2014 - 11 - 30.

[2] Calle EE, Rodriguez C, Walker-Thurmond K, et al. Overweight, obesity, and mortality from cancer in a prospectively studied cohort of U. S. adults. N Engl J Med, 2003, 348：1625 - 1638.

[3] Orgel E, Sposto R, Malvar J, et al. Impact on survival and toxicity by duration of weight extremes during treatment for pediatric acute lymphoblastic leukemia. J Clin Oncol, 2014, 32：1331 - 1337.

预防乳腺癌应从 2 岁开始

来自圣路易斯华盛顿大学公共卫生研究所的 Graham A. Colditz 博士建议，乳腺癌的预防应从 2 岁开始。由于改正旧习惯很困难，所以应该从幼儿期就养成良好的习惯，以帮助预防疾病。

儿童早期形成的良好习惯可以减少高达 70% 的乳腺癌发生基础。相反，改变成年中期的习惯预防乳腺癌，估计只能减少 50% 的发病率。

在女性的第一次月经和第一胎出生期间，乳房细胞和组织的生长非常活跃和快速。如果一个女人养成了不良的生活习惯，比如在缺乏体育锻炼的情况下吃高热量食物，包括摄入大量的动物蛋白和饮酒，那么她患乳腺癌的风险就会增加。

强烈建议从幼儿期保持健康的生活方式和养成良好的饮食习惯，以预防乳腺癌。

吸　烟

吸烟或间接吸烟引起的严重健康问题已经众所周知，但许多人仍然会开始或坚持吸烟。数百万人患有许多由吸烟引起的复杂疾病。与吸烟有关的健康问题不仅限于呼吸方面，还包括身体的其他方面。由吸烟引起或与吸烟有关的疾病包括肺气肿、COPD、肺癌、糖尿病、高血压、卒中、心脏病和各种其他器官组织癌症。

根据 2014 年 10 月发表的一份报告，由于吸烟，每年有 1 400 万例患者被诊断出健康问题，其中有 750 万人存在 COPD 引起的呼吸窘迫。

发表在《美国医学会内科学杂志》(*the Journal of the American Medical Association*：*Internal Medicine*) 上的一项研究[①]列出了吸烟引起的四大疾病：

- 心脏病发作：230 万例；
- 癌症：130 万例；
- 卒中：120 万例；
- 糖尿病：180 万例。

要点：避免在日常生活中暴露于潜在的有毒物质

正如本书前面章节所述，毒理学风险是基于接触有毒物质的条件。为了减少毒理学风险，我们应该尽量避免日常生活中暴露于有毒化学物质。为了保持健康的生活方式并减少毒性反应，人们应该尽可能地牢记和实践以下 5 点：

（1）生活环境：选择在有新鲜空气、清洁水的自然环境中生活（如

---

① 来源于 2014 年 10 月 13 日出版的《美国医学会内科学杂志》。

森林、公园），而不是充满烟雾、粉尘和污水的居民区。

（2）饮食习惯：尽早养成良好的饮食习惯，多吃天然食物，避免摄入高热量的食物和各种人工添加成分。

（3）生活方式：尽量避免使用含有抗生素、过量香料和可挥发性有机化合物等成分的产品。在购买和使用产品之前，消费者应该了解产品中潜在的有害物质。

（4）暴露于成瘾性致癌物：减少或避免吸烟、过量饮酒和麻醉药品。

（5）锻炼习惯：运动可改善人体的免疫系统。

据估计，如果人们保持简单、健康的生活方式，包括健康的饮食，定期体育活动，减少烟草和酒精摄入，以及参加癌症筛查和疫苗接种等癌症预防活动，就可以预防多达50%的癌症发生和死亡。

第4章

癌症的发生和患者的痛苦

什么是 DNA？

脱氧核糖核酸（DNA）是由连接到糖 – 磷酸骨架的碱基对形成的双螺旋结构。DNA 由 4 种化学碱基组成：腺嘌呤（A），胞嘧啶（C），鸟嘌呤（G）和胸腺嘧啶（T）。这些核苷酸碱基一起编织成核酸链，形成双螺旋结构。碱基 A、C、G 和 T 的序列决定了建立和维持生物体的可用信息。

DNA 的一个重要特性是可以复制，即可以复制自身。双螺旋中的每条 DNA 链都可以用作复制碱基序列的模板。当细胞分裂时，每个新细胞需要具有旧细胞中的 DNA 的精确拷贝。

基因是 DNA 序列。在基因表达期间，首先将 DNA 复制到核糖核酸（RNA）中。RNA 可以直接起作用或作为具有执行功能的蛋白质的中间模板。大约 95% 的 DNA 不活跃；只有剩下的 5% 的 DNA，由超过 100 000 个单个基因组成，能积极参与制造蛋白质。根据其中的遗传信息，每个基因用于合成具有 A、C、G 和 T 核苷酸碱基的适当组合的蛋白质。

基因突变可以从干扰核苷酸碱基序列完整性的外部应激因子发生。基因突变导致 A、C、G 和 T 核苷酸碱基的错误组合，产生不能正常行使功能的蛋白质，最终可能导致癌症等疾病。

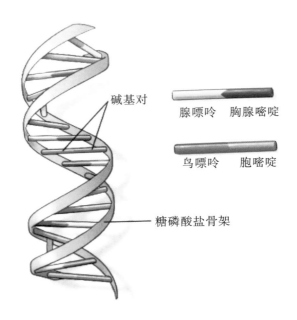

碱基对

腺嘌呤　胸腺嘧啶

鸟嘌呤　胞嘧啶

糖磷酸盐骨架

图片来源：美国国家医学图书馆

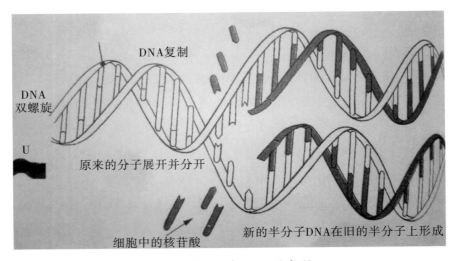

DNA复制

DNA
双螺旋

U

原来的分子展开并分开

细胞中的核苷酸

新的半分子DNA在旧的半分子上形成

细胞分裂过程中 DNA 的复制

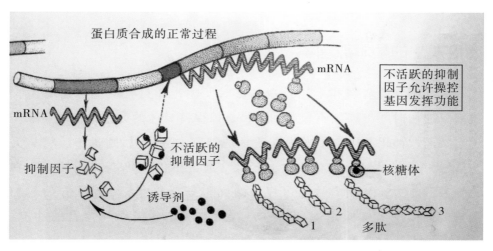

蛋白质合成由基因和信使 RNA 进行

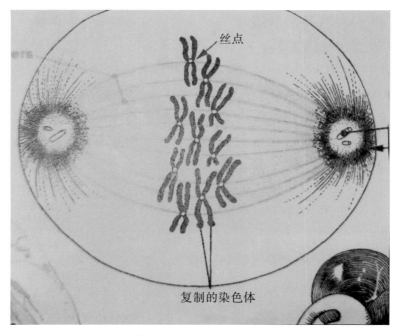

细胞分裂过程显示复制染色体的分裂

癌症发生的根本原因

人类细胞的分裂和生长只在必要时发生，即只有当身体需要生长或修复损伤时才出现细胞分裂和生长，以保持身体的完整性。

然而，如果基因突变发生在正常的细胞 DNA 中，则蛋白质将从突变信号中不准确地合成。然后，异常合成的蛋白质可能丧失其调节细胞分裂的能力，从而导致不可控制的细胞分裂和生长。连续分裂的细胞将侵入周围的健康组织和器官，随后破坏这些组织和器官的功能，最终导致了我们所说的癌症。

与其他疾病相反，癌症不是由外部癌细胞侵入人体引起的，相反，而是由于基因突变，在内部由不可控制的细胞分裂引起。

但基因突变是由外部致癌因素引起的，如吸烟、饮酒、工业污染物、细菌、病毒、紫外线、辐射、不健康的饮食以及人们日常生活中接触的各种有毒物质(有关日常生活中潜在有毒物质的详细信息，以及这些有毒物质如何在体内发生反应导致疾病，请参阅第 1～3 章。)

虽然基因突变可能在体内发生，但如果身体的免疫系统强大且功能正常，这些突变可以被逆转或修复。有效的免疫系统可以识别和破坏具有基因突变的细胞，从而预防癌症的发生。然而，当免疫系统较弱时，将无法修复或逆转基因突变，导致身体容易患癌。

癌症的预防

预防癌症最根本的方法是防止正常细胞受到基因/DNA 突变的影响。当细胞中的正常基因突变为异常基因时，正常细胞就会变成癌细胞。

预防癌症的另一种方法是修复已经发生基因突变的细胞或者去除

已经受损的细胞。这种保护方式早已存在于我们身体中，尽管我们看不到。在我们的一生中没有完美的方法可以完全避免癌症。然而，如果人们尝试在日常生活中尽量减少接触有毒化学物质，同时通过定期运动和保持健康饮食来保持体内强大的免疫系统，那么患癌症的可能性就会降到最低。

总之，通过以下方式可以预防癌症：

（1）最大限度地减少日常生活中污染物和有毒物质的暴露；

（2）通过定期锻炼和健康的饮食习惯保持机体强大的免疫力。

癌症患者的痛苦和他们必须应对的困难

被诊断为癌症的患者由于缺乏对疾病相关知识的了解通常会因恐惧和压力而陷入困境。当患者面对医生时，常因对疾病了解太少而感到无助和绝望。大多数癌症患者只是遵从医生的指示，并没有充分了解他们的病情，例如癌症的类型和阶段，可用的治疗计划，治疗后的选择，与每种治疗相关的风险和益处，生活质量，经济负担，癌症复发的可能性，护理支持以及临终关怀。

在世界各地的许多大医院或癌症中心，医生通常没有足够的时间向患者全面解释癌症的治疗过程和治疗选择。此外，即使医生有足够的时间来解释细节，如果患者没有基本的疾病知识，仍然无法完全了解这些信息。

而医生经过了专门的培训，可以解决疾病，因此患者必须遵从医生的建议。此外，如果患者希望获得更好的治疗结果，那么强烈建议其尽可能多地了解自己所患的癌症，以及相应的治疗方案和长期应对策略。患者和医生应该作为一个团队一起来解决疾病。受过教育的患者可能会更好地理解他们的疾病和治疗方案，从而与医生更有效地合作。

　　2014 年初发生了一例亚洲患者不幸死亡的悲惨案例。这例 56 岁的患者在 5 个月内体重减轻了 25kg。后来他被诊断出患有一种罕见的疾病——淀粉样变性。当时没有合适的药物来治疗这种疾病，医生建议使用化疗和激素治疗，即使他所患的病并非癌症。患者按照建议接受了一个周期的化疗，但在治疗后两个月内死亡。

　　回顾该事件，如果患者不接受化疗，结果是否会更好？从毒理学的角度分析，他不应该尝试使用高毒性的抗癌药物治疗淀粉样变性，因为患者本身已经非常虚弱，不能耐受化疗过程。

　　对于已经患有罕见和非癌症疾病的患者，即使不适合使用抗癌药物，是否有合理的理由来对此类患者进行抗癌治疗？

患者和医生的心态

　　作为医疗服务提供者，医生可能会通过为患者推荐更多的测试方法来评估他们的病情。与此同时，患者在进行这些测试时也感觉自己得到了照顾。

　　大多数患者迫切希望得到治愈。为了治愈疾病，他们愿意尝试任何可能的治疗方法，这是人类的本能。因此，医生通常很难拒绝患者的要求。

　　患者为了生存，会不顾一切地尝试任何治疗方法，而医生也可能迫切地想确定一种特定的新药是否有效，并试图在急切的患者身上进行试验。当人们被诊断为严重疾病时，身体和心理上往往会陷入不稳定状况，这种绝望和困难的局面迫使他们寻求所有可能治愈疾病的方法。

过度医疗

　　医院和医生的使命是治疗疾病。医生凭借他们的医疗知识和健康行业提供的医疗工具，可以为患者提供治疗建议和方案，使用最好的药物或医疗设备达到治愈疾病的目标。

从某种意义上说，医生、医院和制药公司是努力为患者提供优质医疗服务的合作伙伴。一方面，制药公司与医生或医院之间合作关系的一个积极方面是患者可以获得最好的医疗服务；另一方面，这种合作关系有时可能导致对患者的过度医疗，过度医疗可能会增加不必要的医疗费用，同时使晚期癌症患者的生活质量恶化。

如果我被诊断为癌症怎么办？

如果您被诊断为癌症，请不要过于担心。如今，确诊癌症不再等同于被判死刑。原则上，患有癌症的生命与患有其他类型疾病的生命没有太大差别。

当一个人的免疫保护系统运作不良时，癌症的发病始于 DNA／基因突变。当发生癌症后，如果患者能够保持强大的免疫系统，则可以战胜癌症并且延长生命。就像其他疾病一样，一些患者可能会被治愈，一些患者可能会带癌生存多年，也有一些患者可能会面临早期死亡，这取决于他们的免疫系统状况和健康状况。

通过利用当前正在开发的抗癌治疗方案和创新药物，如果癌症患者能够保持良好的免疫系统，保持身体强壮，将能够存活多年，甚至有更多的机会得到治愈。随着医疗技术的进步和新的抗癌药物的开发，未来癌症可能被归类为常见的可治愈疾病，就像流感一样。因此，当您被诊断为癌症时，不要惊慌，应以积极的心态研究您的疾病和相关治疗方案。

最重要的是，如果您被诊断为癌症，请不要惊慌。

第5章 癌症的类型

为了帮助读者更好地了解癌症的类型、类别和分类，有必要介绍一些与癌症相关的常用科学术语。

癌症主要根据其起源的主要器官和组织以及组织的类型进行分类；然后根据描述癌症程度的评估系统，将其进一步分阶段和等级；最后根据确定的癌症类型及其分类制订最合适的治疗方案。

为了确定癌症类型及其分类，可以对患者进行放射学检查，例如CT、MRI、PET、病理学测试，甚至基因突变测试。

癌症的分期

在开始任何癌症治疗之前，有必要了解癌症的扩散范围或处于哪个"阶段"。通常情况下，医生在诊断时会估计癌症的阶段并进行进一步检查以确定疾病的"临床阶段"。对肿瘤组织进行病理学检查以确定"病理分期"。一般而言，病理分期是选择治疗方法最重要的依据。

资料来源：美国癌症联合委员会(American Joint Committee on Cancer)。
www. cancerstaging. org

什么是 TNM 分期系统？

医生和科学家根据肿瘤大小（tumor，T）、淋巴结（node，N）和转移情况（metastasis，M）对大多数癌症进行分期。TNM 系统由美国癌症联合委员会（AJCC）开发并不断更新。最常使用 TNM 分期系统进行分期的癌症包括乳腺癌、结肠癌、肾癌、胃癌、胰腺癌和肺癌。采用 TNM 分期系统的其他组织肿瘤包括软组织肉瘤和黑色素瘤。这是包括 52 个位点或类型的癌症分期系统。

也有一些癌症不使用 TNM 系统进行分期，例如血液、骨髓和大脑的癌症。妇科肿瘤使用另一种分期系统，医生可以将其转化为 TNM。

TNM 分期

- T（肿瘤）：肿瘤大小、范围或浸润程度。
- N（淋巴结）：癌症淋巴结的数量或位置。
- M（转移）：远处转移或癌症扩散到身体的其他部位，表示肿瘤局部区域及其周围淋巴结外是否存在癌细胞。

T：原发肿瘤的大小或直接浸润程度
- Tx：无法评估肿瘤。
- Tis：原位癌，指一组异常细胞或癌前细胞。
- T0：没有肿瘤迹象。
- T1、T2、T3 或 T4：原发肿瘤的大小和（或）浸润程度，根据肿瘤体积大小和周围组织受累情况进行分类。

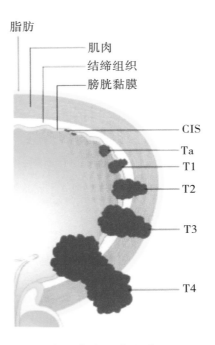

脂肪

肌肉

结缔组织

膀胱黏膜

CIS

Ta

T1

T2

T3

T4

膀胱癌的 T 阶段图示

N：扩散到区域淋巴结的程度

- Nx：无法评估淋巴结。

- N0：区域淋巴结中不存在肿瘤细胞。

- N1：肿瘤细胞存在于区域淋巴结中（某些部位：肿瘤扩散至最近或少数区域淋巴结）。

- N2：肿瘤扩散范围为 N1 和 N3 之间（所有部位均未使用 N2）。

- N3：肿瘤扩散到更远或多个区域淋巴结（所有部位均未使用 N3）。

M：存在远处转移

- M0：无远处转移。

Well-Being and Well-Dying, Cancel the Cancer

● M1：远处器官转移（扩散到区域淋巴结外）。

整体阶段分组

整体阶段分组又被称为罗马数字分期，用于描述癌症的进展。

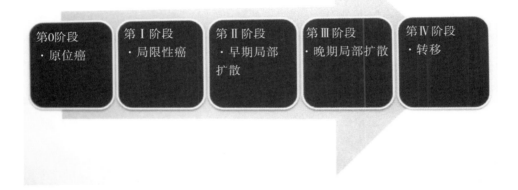

● 第 0 阶段：原位癌，癌症仅限于表皮细胞。

● 第 I 阶段：癌症局限于身体的一部分，原始肿瘤很小，并且无扩散。

→如果足够小，可以手术切除 I 期癌症。

● 第 II 阶段：癌症局部发展并已扩散到邻近的淋巴结。

→ II 期癌症可通过化疗、放疗或手术治疗。

● 第 III 阶段：癌症局部发展并已扩散到淋巴结和周围组织；第 II 阶段和第 III 阶段的具体标准根据诊断而不同。

→ III 期癌症可通过化疗、放疗或手术治疗。

● 第 IV 阶段：癌症已经转移并扩散到身体其他器官或全身。

→ IV 期癌症可通过化疗、放疗或手术治疗。

"阶段分组"是什么意思？

一旦确定了 TNM 分期，医生就可以将癌症进行阶段分组，使用罗马数字Ⅰ、Ⅱ、Ⅲ或Ⅳ表示，数字越大表示癌症阶段越高。

如果患者为了评估自身疾病参与临床试验，就必须首先了解癌症的分期，因为要根据癌症分期将患者分配至适当的治疗组中（临床试验是在获得患者同意的情况下，对新药治疗的有效性和安全性进行的研究）。

根据分期系统，医生和其他治疗人员可对癌症的程度进行分类，并确定最适合患者的治疗方案。

癌症的分级

癌症的分级与分期不同。分期是肿瘤扩散程度的量度，但分级是肿瘤细胞外观的量度。

癌症的分级描述了与周围正常组织相比癌细胞出现的异常情况，一般分为 1～4 级。

- 1 级：细胞分化良好，外观与周围的正常细胞相似，仅可见轻微异常的分离形式（低等级→生长缓慢的细胞）。
- 2 级：中度分化细胞，与 1 级相比具有更多异常的形态（中级）。
- 3 级：具有异常形式的低分化细胞；癌细胞明显异常，并且缺乏正常的组织结构（高等级→生长快速且迅速扩散）。
- 4 级：未分化细胞：癌细胞不成熟，与正常细胞分界不清（高等级→生长快速且迅速扩散）。

基于组织起源的癌症类型

（1）癌；

（2）肉瘤；

（3）骨髓瘤；

（4）白血病；

（5）淋巴瘤；

（6）混合类型。

癌

癌是一种从上皮细胞或身体内外表面组织中发展而来的肿瘤，占所有肿瘤的 80% ～ 90%。

肉　瘤

肉瘤是由松质骨、软骨、脂肪、肌肉、血管或造血组织形成的恶性肿瘤。

骨髓瘤

骨髓瘤又称为多发性骨髓瘤或浆细胞骨髓瘤，是浆细胞癌的一种，是一类通常负责产生抗体的白细胞。

白血病

白血病是一种通常始于骨髓并最终表现为大量异常白细胞的癌症。这些白细胞尚未完全发育，被称为胚细胞或白血病细胞。白血病可以进一步细分为以下几种。

• 骨髓性或粒细胞性白血病：在负责形成红细胞、某些白细胞和血小板的骨髓细胞中发生癌变。

● 淋巴细胞白血病：在特定类型的骨髓细胞中发生癌变，这些细胞负责形成淋巴细胞，淋巴细胞是抗感染的免疫系统细胞。

● 真性红细胞增多症或红细胞增多症：导致血细胞数量异常增加的骨髓疾病，特别是红细胞。

白血病的类型

细胞类型	急性	慢性
淋巴细胞白血病 （或淋巴母细胞）	急性淋巴细胞白血病	慢性淋巴细胞白血病
髓性白血病 （"髓样"或"非淋巴细胞"）	急性髓性白血病 （或成髓细胞）	慢性粒细胞白血病

淋巴瘤

淋巴瘤是一种起源于免疫系统的抗感染细胞的癌症，就是我们所认识的淋巴细胞。这些细胞存在于淋巴结、脾脏、扁桃体、胸腺和身体的其他部位。淋巴瘤与白血病不同，淋巴瘤起源于抗感染细胞，而白血病起源于骨髓内的血液形成细胞。

淋巴瘤分为两大类：霍奇金淋巴瘤和非霍奇金淋巴瘤。霍奇金淋巴瘤的特征是存在一种 Reed-Sternberg 细胞，而所有其他淋巴瘤都被归类为非霍奇金淋巴瘤。

混合类型

混合类型的癌症一般源自多种组织或器官，举例包括：腺鳞癌、混合中胚层肿瘤、肉瘤、畸胎瘤。

基于器官起源的癌症分类

癌症通常根据其起源的器官进行分类，例如：肺癌、胃癌、结肠直肠癌、胰腺癌、肝癌、脑癌、头颈癌、口腔癌、皮肤癌、肾癌、膀胱癌、前列腺癌、乳腺癌和卵巢癌。

如何判断癌症属于哪个类型或阶段？ 在癌症形成过程中发生了哪些基因突变？

我们已经了解到癌症的类型有多种，可根据其来源的器官或组织进行分类，并且可以根据 TNM 分期系统和癌细胞的病理分级区分不同的癌症阶段和等级。

为了准确评估癌症的阶段和等级，医生可使用扫描和成像工具。如今，医生也可以通过基因突变技术对肿瘤进行测试，以确定导致癌症的特定基因突变，如 *HER*2，*RAS*，*BRAF*，*KRAS*，*EGFR*，*ALK* 和 *p*53 基因等。

癌症的检测技术正在迅速发展，但目前尚未覆盖所有癌症类型。不同形式的现代技术有助于我们评估癌症的程度，以及选择最佳的治疗方案，如手术、化疗、放疗、靶向治疗和免疫疗法等。

第6章
抗癌药物和治疗方法

化 疗

化疗是使用毒素攻击癌细胞的微管或其他分子，导致癌细胞死亡或阻止其生长。然而，大量的非靶向性攻击也可能对体内的正常细胞造成损害，从而引起毒、副作用。

例如，紫杉醇（商品名为泰素）是一种从紫杉树中提取的生物活性化合物，几十年来一直是市场上的主要非靶向化疗药物。以每周不同剂量，每两周或每三周一次的治疗周期静脉给药。根据患者对药物的治疗反应，治疗周期或长或短。

通常在接受几个周期的化疗后，肿瘤的体积将缩小，极少数情况下肿瘤可能在治疗后消失。然而，绝大多数患者在化疗完成后的几个月或几年内发生肿瘤复发。

传统化疗的缺点是副作用可能非常严重。化疗常见的副作用包括脱发、腹泻、白细胞减少、神经病变、厌食、手足综合征、抑郁症、高血压、腹痛、呕吐、肌肉疼痛和神经痛。

放　疗

放疗一般与化疗同步使用。与化疗一样，放疗也会产生不良的副作用。放疗可以在手术之前或之后实施，也可在癌症治疗过程中实施。

靶向药物治疗

作为一种特殊的化疗方法，靶向药物治疗通过与癌细胞上的特定受体或分子结合并抑制其重要功能，特异性地攻击癌细胞。

• 靶向药物治疗之前的基因突变检测。与正常细胞不同，癌细胞可能具有一些独有的特征，可用于识别和特异性地攻击靶向药物。因此，在给予患者靶向药物治疗之前将进行分子生物学检测，确定抗癌药物可以结合的特定靶受体。换言之，基于基因检测结果，给予具有相关基因突变的患者能够特异性结合于靶标受体的靶向药物，以期产生更有效和个性化的抗癌疗效。

例如，一些乳腺癌细胞在其细胞膜上表达超过正常细胞 100 倍的HER2 受体，因此，HER2 单克隆抗体药物与癌细胞的细胞外 HER2 结构域结合，可以帮助身体免疫系统特异性地阻碍乳腺癌细胞的增殖。

• 抑制癌细胞产生新生血管。癌细胞可制造独特的血管微循环环境以获得营养和氧气，促进其生长和存活。抗血管生成靶向药物如Axitinib 通过选择性地结合肿瘤细胞上的 VEGF 受体 1、2 和 3，从而抑制肿瘤细胞产生新生血管，抑制其生长。

• 抗血管生成药物。目前有多种针对抗血管生成的靶向治疗。这些药物靶向癌细胞上的特定分子，能够结合或阻断癌细胞上的特定分子，使肿瘤微血管生成抑制或延迟。下图显示了抗血管生成药物对微血管形成的影响。

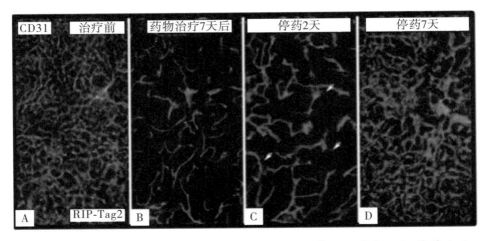

A. 血管在肿瘤组织中形成。B. 药物治疗 7 天后血管明显减少。C. 停药 2 天后血管重塑停止。D. 停药 7 天血管再次增殖(图片由辉瑞公司提供)

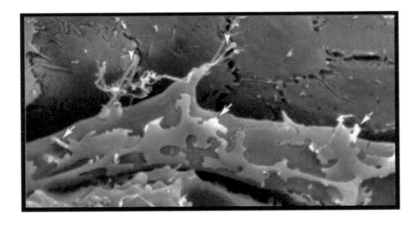

肿瘤组织中微血管形成

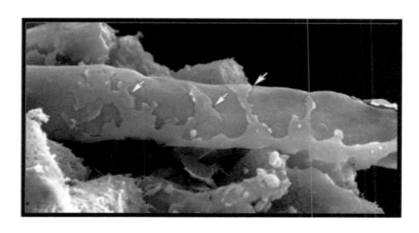

治疗 7 天后肿瘤组织中微血管形成受到抑制

● 靶向药物治疗的益处。靶向抗癌药物特异性地针对肿瘤细胞上的受体或分子，换言之，靶向抗癌药物能够特异性地阻断癌细胞表面受体的活性，从而抑制肿瘤细胞生长和扩散。由于靶向抗癌药物特异性地对抗癌细胞，与传统的非特异性化疗相比，具有更好的抗癌功效。

● 靶向药物治疗的局限性。当癌细胞受到任何类型抗癌药物的攻击时，癌细胞将通过调控特定受体表达或通过激活旁路途径来获得生存。一旦癌细胞在这些抗癌药物压力下找到新的生存手段，就能够继续存活并再次生长扩散。

尽管与传统化疗相比，靶向抗癌药物具有较少的副作用，但仍然会出现一些副作用，因为靶向药物也可以与非癌细胞中的靶分子结合。因此，当使用目标抗癌药物时，正常细胞也可能受到影响。

不同的靶向药物具有不同的副作用。常见的副作用包括腹泻、高血压、手足综合征、皮肤病、皮肤干燥、瘙痒、毛发变化、体毛生长和甲状腺激素水平的变化。

抗体药物偶联物——单克隆抗体与化学药物结合

抗体药物偶联物（antibody-drug conjugates，ADCs）是单克隆抗体和细胞毒性药物的结合性药物。由于抗体具有识别癌细胞的独特能力，因此它们可以靶向癌细胞并使其与细胞毒性药物相结合。当给予患者ADCs时，它就像一个归巢导弹——将ADCs锁定在癌细胞中，细胞毒性药物会将其破坏。使用ADCs的动物研究和人体临床试验显示该药物极具临床应用前景。

药物诱导的细胞自杀（细胞凋亡）

当正常细胞受到病毒和细菌的攻击时，细胞在DNA水平上受到不可逆转的破坏。永久受损的细胞将获得由生物信号引发的自杀，这一过程称为细胞凋亡。通过自杀和从机体上清除自身，它们保护邻近的健康细胞和组织免受进一步的感染，从而维持机体其他部分的健康。

抑癌基因 $p53$ 在异常细胞中的功能被开启。在异常细胞中激活 $p53$ 基因细胞内信号途径能够使细胞自杀，随后细胞被胱门蛋白酶破坏并被身体免疫细胞清除。

然而，如果 $p53$ 基因突变，在异常细胞中不能正常发挥作用以诱导凋亡信号，则异常细胞将不断分裂。例如HPV干扰宫颈癌患者中 $p53$ 基因的信号传导能力，这种干扰阻止细胞自杀并导致这些细胞不断分裂，进而导致癌症。目前针对 $p53$ 基因全球有多项研发项目，旨在通过更好地理解 $p53$ 基因诱导细胞凋亡的能力以及HPV对细胞凋亡信号的干扰来开发新的有效靶向药物。

免疫疗法

如果癌细胞出现在体内，身体就会启动自身的免疫细胞来对抗它们。然而，肿瘤细胞可以利用被称为程序性细胞死亡蛋白（PD－1）及其配体（PD-L1）的免疫检查点抑制蛋白中和免疫细胞的攻击。当免疫细胞失去功能，肿瘤细胞便得以存活并增殖。

PD－1像免疫系统的手刹，阻止了被称为T细胞的自然杀伤细胞的激活。肿瘤细胞可以生成与PD－1蛋白结合并阻断免疫细胞活化的PD－L1蛋白，从而抵抗免疫细胞的攻击并得以继续生存和生长。新型免疫治疗药物可以解除PD－1的制动并诱导免疫细胞的活化以攻击癌细胞。

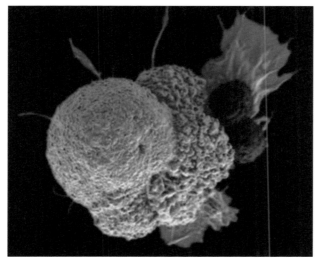

癌症免疫治疗发挥作用：口腔癌细胞（白色）被两个T细胞（红色）攻击，作为身体免疫反应的一部分（由贝勒医学院邓肯综合癌症中心的 Rita Elena Serda 提供）

新型免疫治疗药物不直接攻击癌细胞，而是利用PD－1和PD－L1

蛋白的结合机制重新激活免疫细胞，这些细胞是天生的抗癌细胞。虽然这种创新疗法的临床研究看起来很有前景，但它并不适用于所有类型的癌症或所有患者，且已被证明具有一些不良副作用。越来越多的研究针对这些新型免疫治疗药物，以期找到这些药物的获益人群和临床治疗特点。

下一代病毒疫苗

目前，HPV 疫苗被广泛用于年轻女性以预防宫颈癌。HPV 疫苗也适用于年轻男性。这种抗病毒疫苗旨在预防癌症的发生，而不是在癌症已经发生后进行治疗。

抗病毒治疗可能是未来癌症治疗的另一种有效手段。2014 年发表的一篇有意思的文献报道了一名来自明尼苏达州的女性，年龄超过 50 岁，患有终末期骨髓癌。在化疗和干细胞移植失败后，她接受了极高剂量的麻疹疫苗作为最后的治疗尝试。令人惊讶的是，所有癌细胞在治疗的 3 天内被破坏，患者得到治愈。在这次治疗尝试中，麻疹疫苗仅杀灭了癌细胞，而患者的正常细胞不受影响[1]。

为了证实这种抗病毒疗法的有效性，需要针对使用疫苗的大量患者进行更多的研究。这一成功案例将为癌症患者开发改构设计的抗病毒药物奠定基石。

---

[1] 来源于 2014 年 5 月的梅奥诊所会议记录。

第7章 化疗和生活质量管理

手术和化疗

与血液系统肿瘤不同，实体瘤通常需要手术治疗和化疗。有时需要在手术前对癌症患者进行化疗来帮助缩小肿瘤的体积。因此，手术治疗即使不切除整个肿瘤，也至少切除大部分瘤体。

早期肿瘤是非侵袭性癌症的一种形式，通常较小且在原位，因此很容易从周围组织中清除。然而，当肿瘤进展到中晚期，体积逐渐增大，对邻近组织更具侵袭性，就变得难以移除。

CT、MRI 和 PET 扫描为手术切除肿瘤提供了很大的帮助。然而，目前的成像技术还存在局限性——无法显示体内微观水平的所有癌细胞，因此手术难以完全清除所有癌细胞。

如果一例癌症患者进行了"成功"的手术，意味着仅在宏观水平上移除了肿瘤，未检测到的微量癌细胞仍然存在。因此，患者在术后需要进行几个周期的化疗，旨在杀死剩余的癌细胞或抑制其生长。

在癌症晚期，体内的癌细胞通常被播散或转移到其他组织或器官中，在这种情况下，医生可以采用手术切除主要的肿瘤，或者不进行手术，只对患者进行全身化疗。

抗癌药物副作用的应对方法

化疗引起的痛苦的副作用——患者应该如何应对？

患者经常在几个化疗周期中面临非常痛苦的副作用。一项病例研究报告称，1/3 的乳腺癌患者因化疗期间生活质量下降曾产生过自杀的念头。然而，如果患者掌握了足够的化疗知识，了解其副作用和应对方法，那么抗癌的道路将不会那么艰难。

化疗的目标是杀死快速分裂的癌细胞。然而，化疗药物还会攻击快速生长的正常细胞或体内正在分裂的细胞（例如体毛、白细胞、指甲、胃肠道上皮细胞、皮肤、免疫细胞等）。因此，患者在化疗期间经常经历严重副作用和毒性反应，化疗带来的这些严重副作用可能会导致一些患者失去与癌症斗争的勇气并想要放弃。

然而，患者很有可能克服副作用所带来的困难。首先，患者应遵循医生的指示来管理治疗的副作用；然后，患者应该尝试拥有积极的心态，保持自己的体力和免疫力以度过化疗期，并努力完成化疗，因为在化疗完成后的几周或几个月内副作用非常可能完全消失。

给大家分享一个成功的案例。一位年近 40 岁的新加坡女性被诊断出早期乳腺癌。她先接受了手术治疗，继而使用含有 3 种抗癌药物的鸡尾酒疗法（即赫赛汀、紫杉特尔和环磷酰胺）进行了 4 轮化疗。不出所料，副作用伴随着化疗发生了。脱发是一种短期的化疗副作用，只在化疗持续期间发生。随着头发的消失，她开始戴上假发、帽子和头巾作为她的新时尚宣言。最后一次化疗后 3 个月，她的头发开始重新生长，1 年之内，又长出了一头秀发。"我认为最重要的是，女性会担心脱发的副作用，但脱发过程中没有身体疼痛。我曾经历过更多痛苦的和近乎死亡的副作用，如因中性粒细胞减少导致的发热、腹泻、过敏性皮疹和其他过敏反应，这些更难以忍受，"她说。

现在患者 40 多岁，完全康复并恢复正常。她的身体健康，工作顺利，家庭也很和谐，只需要偶尔返回医院接受例行的检查。

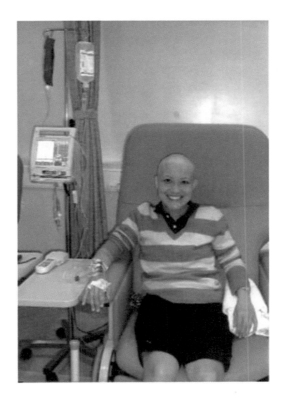

癌症幸存者积极克服化疗副作用并完全恢复正常生活

获得抗癌药物副作用的相关信息

医生会应用一些药物来帮助患者减轻已知的抗癌药物副作用。此外，医生还会提供一些副作用的相关信息，以便患者做好准备并有效地应对。

患者可在副作用产生之前或之后服用应对药物，可以预期并主动治疗一些副作用，例如几种抗癌药物会对皮肤产生副作用，如果患者预先知道这些信息，他们可以通过发现斑片状皮肤等的迹象来判断副作用的发生，从而及早治疗并减轻这些副作用的严重程度。因此，患者应该了解化疗的预期副作用，并与他们的医生密切沟通，从而主动管理这些副作用。

针灸对癌症和癌症治疗相关症状的缓解作用

针灸是在皮肤上插入细金属针刺激身体特定点的一种治疗方法。在亚洲国家，针灸作为治疗各种症状的传统医疗方法已被广泛使用了数千年。许多临床研究发现，针灸可以帮助治疗某些疼痛，如背痛、膝关节疼痛、头痛和骨关节炎，且副作用很少①。

在西方医疗环境中，对针灸疗法的广泛研究已经证实了其在疼痛和其他症状的临床管理中的疗效。研究还表明，针灸可以显著缓解与癌症和癌症治疗相关的症状。事实证明这种方式非常安全，随机对照试验结果显示针灸治疗的严重不良反应罕见或不存在[1]。

肿瘤学中最有力的支持证据来自针灸治疗化疗相关的恶心和呕吐的研究。虽然证据等级不高，但研究表明针灸可能有助于对抗潮热、口腔干燥和疼痛；针灸对癌症相关的疲劳和化疗引起的中性粒细胞减少症及神经病变的试点研究也有很好的结果；此外，针灸还能够缓解其他症状[2]。

---

① 研究者为美国纽约纪念斯隆－凯特林癌症中心综合医学服务部的 Barrie R. 博士和 Ian Yarett。

参考文献

［1］Deng G，Seto D，Cassileth B. Recent clinical trials of acupuncture for cancer patients//Cho WCS：Acupuncture and Moxibustion as an Evidence-based Therapy for Cancer：Evidence-Based Anticancer Complementary and Alternative Medicine. The Netherlands：Springer Science + Business Media，2010.

［2］Stone JA，Johnstone PA. Mechanisms of action for acupuncture in the oncology setting. Curr Treat Options Oncol，2010，11：118 - 127.

康复计划

多年来，医生和科学家们一直在讨论如何保持或改善癌症患者的健康和免疫力。2014 年《加拿大医学会杂志》(*Canadian Medical Association Journal*)的其中一期讨论了癌症患者康复计划的效果①。主要观点是康复计划在癌症患者化疗期间提高了其生活质量。该计划的关键词是运动、营养和症状控制(即控制副作用的症状)。该计划旨在通过症状管理、营养补充和运动保健来减轻化疗的副作用。

康复前计划——手术和化疗前的康复计划

大多数患者在手术后进行康复计划以加快康复过程。有研究②指出，在手术前参加康复计划的患者可以恢复得更快。预康复计划尤其有利于体弱或老年患者。

一项临床研究纳入了 77 例需要手术治疗的结直肠癌患者，研究者

---

① 来源于 2014 年 7 月 24 日出版的《加拿大医学会杂志》中的文章。

② 来源于 2014 年 10 月 29 日出版的《麻醉学杂志》中的文章，作者为波士顿斯波尔丁康复医院的内科医生 Julie Silver。

开展了一项康复计划，包括体能训练、健美操、营养咨询和心理咨询，以帮助解决与癌症治疗相关的问题和压力。

一半患者在手术前约 25 天开始康复计划，而另一半则在术后开始康复计划。研究的观察指标是测试患者术后 2 个月的 6 分钟步行距离。

毫无悬念，预康复治疗组的患者在术前测试中做得更好，他们在 6 分钟内的步行距离更远。术后 2 个月，预康复组患者的平均行步距离比初始研究时增加了 23.7 米。仅术后行康复治疗的患者比初始时平均减少了 21.8 米（20 米的变化被认为具有临床意义。）

癌症患者的物理治疗

虽然全世界许多医院尚未为癌症患者配备专门的物理治疗师，但美国的医院和癌症中心已经开始为癌症患者提供物理治疗师服务。专门配备物理治疗师可使癌症患者获益巨大，有助于改善患者的生活质量并延长其生存时间。

患者一旦被诊断出癌症，将面对一个团队，其中有医生、护士、医生助理和社会工作者。

在抗癌治疗过程中，癌症患者将会面临一些困难，如化疗的副作用（如毒性反应）等。医院癌症护理团队的物理治疗师将为癌症患者提供独特而重要的服务，例如，他们评估癌症患者的身体状况并在患者遇到任何困难时提供支持。让我们更多地了解物理治疗师的工作吧。

问题 1： 物理治疗师在癌症治疗中发挥了什么作用？ ①

人们往往会认为物理治疗师主要负责解决运动相关损害，如肌肉或骨骼方面的损害。但癌症护理团队的物理治疗师可帮助纠正患者的各种功能性问题。物理治疗师可对患者日常生活中遇到的困难如心脏、肺、神经、皮肤、骨盆和内耳的功能退化提供个体化的治疗方法。

让患者在开始化疗前参加体育锻炼，可以最大限度地减少癌症治疗的副作用。在化疗期间，物理治疗师还可以帮助患者保持身体力量和平衡，患者也可以通过全身运动来减轻疼痛和疲劳。最重要的是，这种物理治疗方法还可以帮助患者平稳度过生命的终末期。

物理治疗师有助于缩短医嘱与患者日常生活之间的差距。在物理治疗师的支持下，癌症患者能够更好地了解整个治疗过程，更好地进行自我管理，并安全有效地完成治疗。

问题 2： 物理治疗师可以为患者做的最重要的事情是什么？ ②

物理治疗师能够通过清楚地了解患者的状况来确定其需求。他们倾听患者的意见，并找出对他们来说重要的事情。他们帮助和鼓励抑郁的癌症患者以积极的心态进行癌症治疗。

例如帮助患者更好地呼吸，鼓励患者拥抱家庭成员，陪伴患者散步，甚至与患者一起慢跑，所有这些行为都有助于提高患者的生活质量。物理治疗师还能够帮助患者制订小而具体的目标并帮助他们实现这些目标。通过这些努力，患者将会觉得他（她）不是一个人在战斗。

---

① 来源于 2014 年 9 月 23 日纪念斯隆 - 凯特林癌症中心（MSKCC）康复科主任和物理治疗师 Sharlynn Tuohy（PT，DPT，MBA）以及 MSKCC 的管理者和住院患者物理治疗师 Jean Kotkiewicz（PT，DPT，CLT）的报告

② 同①。

问题 3：　患者应该如何与物理治疗师沟通以获得良好的物理治疗效果？①

物理治疗师将鼓励患者保持开放的心态，并与他们沟通患者对癌症的恐惧和面对的困难。鼓励患者向物理治疗师提问，并讨论他们对治疗的期望及可能面临困难。患者应该无拘无束地谈论自己的身体状况并描述自己的身体感受（如是否有任何不适），还可以直接联系物理治疗师，无须医生的建议。物理治疗师也可以咨询主管医生患者是否需要进一步的医疗建议或帮助。

患者可以在美国物理治疗协会网站上寻找物理治疗师。该网站列出了每个地区的一些物理治疗师信息。

癌症的诊断——压力将导致精神疾病

被诊断为癌症几乎是一件毁灭性的事，可导致患者产生极度的压力。癌症肯定会影响患者的日常生活，1/3 的癌症患者会患上某种形式的严重精神疾病，如抑郁症。

真的是癌症吗？为什么我会患癌症？从现在开始我该怎么办？有些患者可能表现出异常的心理行为，包括指责或诅咒外在因素。与承受日常压力的普通人相比，刚被诊断为癌症的患者的精神状态可能更不稳定。

癌症患者的心理状况可能由于过度焦虑或持续抑郁而急剧恶化，从而阻碍他们进行正常的日常活动或维持与他人的健康关系。新发现

---

① 来源于 2014 年 9 月 23 日纪念斯隆 - 凯特林癌症中心（MSKCC）康复科主任和物理治疗师 Sharlynn Tuohy（PT，DPT，MBA）以及 MSKCC 的管理者和住院患者物理治疗师 Jean Kotkiewicz（PT，DPT，CLT）的报告

的癌症患者可能需要医生的处方来缓解精神焦虑和压力。

乳腺癌的预后通常优于其他类型的癌症，例如胃癌或胰腺癌，这些癌症往往是致命的。值得注意的是，尽管预后较好，但与其他类型的癌症患者相比，乳腺癌患者往往会感到更加焦虑。研究表明，与男性相比，女性对癌症更敏感，女性往往更直接地表达自己对患癌的感受。乳腺癌患者的乳房切除术给女性患者的外形带来永久性的变化，从而引起更多的担忧或精神压力。

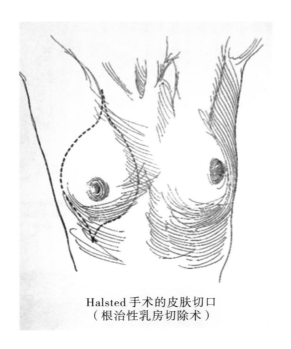

Halsted 手术的皮肤切口
（根治性乳房切除术）

乳房切除术

一部小说①中曾描述了乳腺癌患者深深的沮丧："我即将进行乳房切除手术，但我不知道乳房将被切除多少，或者是否应该切除另一侧的

① 来源于小说《一个女孩的世界末日》，作者为 Yeon Su Kim。

乳房。似乎没有人，甚至医生，也不了解我的乳房和癌症状况。这是一段非常孤独和阴暗的旅程。我还能活多久，几个月还是一年？如果我想再多活几年是不是太贪心了？"

减轻癌症患者的焦虑

2014 年 10 月 6 日，《临床肿瘤学杂志》发表了一份报告，指出大约 1/3 的癌症患者存在恐惧和抑郁，以及适应不良的问题。

据报道，18% ~ 20% 的普通人在日常生活中都会承受某种形式的压力，但 42% 的乳腺癌患者、41% 的头颈癌患者和 39% 的皮肤癌患者却承受了极高强度的压力。该报告显示癌症患者较普通人在承受的压力数量和强度方面都要高 1 倍①。

医院的医疗团队努力减轻患者的压力。医生可以推荐支持性项目如团队治疗、精神科医生咨询和咨询会议等，为患者提供帮助并指导患者如何缓解压力。

5 ~ 10 小时的咨询、心理辅助或姑息治疗对患者非常有帮助。这些支持性计划让患者感受到他们并不孤单，并且也有助于他们采取积极的心态克服情绪压力。

然而，无论医疗团队多么努力地帮助癌症患者，他们都需要依靠自身的努力克服与精神压力相关的困难。积极的心态将成为癌症患者应对癌症相关的情感困难和精神痛苦的起点。

---

① 来源于 2014 年 10 月 6 日出版的《临床肿瘤学杂志》。

乳腺癌术前的注意事项

1. 乳腺癌的安全手术切缘新指南

美国临床肿瘤学会、美国外科肿瘤学会和美国放射肿瘤学会联合发布了一项关于乳腺癌手术治疗导管原位癌（DCIS）的安全切缘共识指南[①]。

DCIS 是很早期的乳腺癌。该指南是在回顾了约 7 900 例患者的现行手术方法后发布的。指南中将 2 毫米的边距作为 DCIS 手术的理想切缘标准，随后对患者进行全乳放射治疗，可降低乳腺癌复发率。这种新的乳腺癌切除指南可能降低再切除率并改善乳房的美观效果，也可有效控制医疗成本。

2. 预防性对侧乳房切除术

即使肿瘤仅局限于一个乳房，医生也经常对患者进行预防性对侧乳房切除术或双乳切除。这是由于过度关注而导致的对乳腺癌的误解。进行预防性对侧乳房切除术的医生认为，切除另一侧未发生肿瘤的乳房有助于预防乳腺癌及其转移。

然而，随着乳腺癌患者更多地了解不同术式的可选性，选择预防性对侧乳房切除术的情况正在逐渐发生变化。据报道，目前在乳腺癌患者中，59% 的患者接受乳房肿瘤切除术，32% 的患者接受单侧乳房切除术（仅切除一侧乳房），仅有 9% 的患者接受预防性对侧

---

① 来源于 2016 年 8 月 15 日美国外科肿瘤学会、美国放射肿瘤学会和美国临床肿瘤学会的新闻稿。

乳房切除术（双乳切除）①。

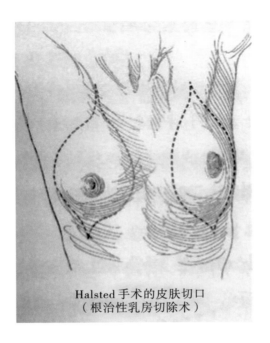

Halsted 手术的皮肤切口
（根治性乳房切除术）

预防性对侧乳房切除术——切除双乳

① 来源于 2014 年 9 月 4 日在旧金山举行的乳腺癌专题讨论会摘要 71，发言者为芝加哥大学普利茨克医学院的外科临床副教授、医学博士 Katharine Yao。

第8章 癌症患者的临床试验

药物开发过程和临床试验

整个药物开发过程包含大量的工作，主要包括实验室研究（基础研究和实验室测试），动物实验（使用几种实验动物模型），以及临床试验的不同阶段（人体测试）。癌症患者有必要了解作为药物开发基础的两种关键试验。

- 临床前试验。在人体试验前进行的试验，包括实验室研究和动物实验。
- 临床试验。在临床前试验后直接对人体进行的药物研究，进行人体临床试验一般是安全的，并且可能是有益的。

临床试验类型

临床试验可分为以下几类

- 生物利用度或生物等效性试验。这些试验通常用于开发仿制药。对人体进行的测试通常是为了比较仿制药与市场上现有药物的疗效或安全性。

• I 期临床试验。对少数健康志愿者或患者使用从临床前试验合格的潜在候选药物中选择的药物进行首次临床试验。I 期临床试验的主要目的是评估药物的安全性（毒性）并确定合适剂量。

• II 期临床试验。这类试验旨在根据从 I 期临床试验获得的数据和结论，评估较大组患者（50 ~ 200 人）的药物有效性和安全性。

• III 期临床试验。III 期临床试验仅在 II 期临床试验产生阳性结果后进行。一项针对癌症药物的全球 III 期临床试验通常需要 400 ~ 1 000 例癌症患者参与。临床试验所需的患者数量取决于临床试验的具体目标、研究的设计和要进行的统计分析。

临床试验如何进行？

制药公司进行临床试验以评估新药的疗效并研究药物对参与者（即受试者）的毒性反应（即不良反应和副作用）。临床试验由制药公司制订方案，与医院签订合同，医生负责执行。制药公司和医院的专家将尽最大的努力在整个临床试验中保护受试者的安全。

根据试验方案，临床试验中的所有受试者将用研究药物进行治疗，并且将收集受试者在临床试验期间对药物的反应数据（安全性和有效性）。完成临床试验后对收集的数据进行统计分析，以确定新药是否优于研究中使用的对照药物，并根据对照药物评估新药的安全性和有效性。

根据临床试验方案，对受试者进行定期监测和审核，以确保患者的安全和收集的数据质量。有效性和安全性的数据也将定期由独立的第三方审查委员会进行客观评估。

在临床试验进行过程中，研究人员必须保持忠实的态度，按照临床试验方案履行所有职责，并以透明的方式收集所有记录。

由公司或组织赞助的Ⅲ期临床试验通常有多个机构参与，包括医院，临床研究组织（CRO），临床试验计划和软件系统管理公司，CT／MRI 图像分析公司，患者生物样本筛选和分析公司，药物采购和供应公司，药物和生物样品递送公司，伦理委员会，临床试验数据管理和统计分析公司，以及测试设备管理公司。

由于临床试验的开展需要各种专业人员的参与，他们要求具备先进的科学和医学知识，实验室技能，法律和法规相关知识，以及许多其他类型的专业知识，因此临床试验业务构成了一个大型产业。

临床试验的主要参与者

• 赞助商。赞助商是通过方案开发和资金支持支撑临床试验开展的制药公司。最终研究报告是在完成临床试验后生成的，如果试验成功，赞助的制药公司将尝试获得世界各国政府的批准，以在市场上销售新药。

• 医药研发合同外包服务机构（CRO）。CRO 是一家公司，其员工经过培训后，按照研究方案进行工作。CRO 的工作人员定期与临床试验研究人员（如医院的医生或护士）一起工作，监测抗癌药物的使用情况，观察患者对药物的反应，督促患者定期检查，并检查患者医疗记录的准确性等，CRO 的工作人员提供技术支持，以确保正确收集患者的数据并保护患者的安全。

• 数据管理和统计分析部门。虽然存在专门从事数据管理和统计分析的独立公司，但大多数大型 CRO 都能够执行自己的数据管理和统计分析。将临床试验参与者的研究数据输入计算机数据库，就可以生成综合报告，然后分析这些报告以检查统计显著性。

• 现场管理组织（SMO）。SMO 管理着一支训练有素的研究协调员团队，他们被派往医院为临床试验医生提供支持，并按照医生的指示协助执行与临床试验相关的管理任务，同时做好文档整理工作。

- 医院、临床研究医生和护士。这些专业人员根据赞助商描述的方案进行临床试验。然后将关于所用药物、患者如何管理及患者临床数据的信息输入 CRO 计算机系统。从患者处获得的临床样本在外部中心实验室或医院内的实验室中进行分析。

- 中心实验室。中心实验室是检测和分析从受试者身上提取的生物样本(血液、尿液、组织等)的机构。

- 伦理委员会。伦理委员会负责审查所有临床试验材料，并决定是否批准特定试验。伦理委员会由医院的临床专家和非临床医生(如律师、牧师等)组成。伦理委员会可定期审查和检查正在进行的临床试验的情况。如果临床试验中发现严重问题，伦理委员会有权终止试验。

- 物流与系统管理公司。物流和系统管理公司使用能够准确捕获临床试验数据的计算机软件程序，为参与临床试验的各机构提供广泛的支持服务。

- CT／MRI 扫描分析服务公司。这些公司通过审查和分析从医院获得的患者的 CT／MRI 扫描结果参与临床试验。他们根据肿瘤生长的国际标准分析肿瘤扫描结果，判断肿瘤是否存在，或癌症是否已扩散。因此，第三方肿瘤扫描分析公司可以提高临床试验中肿瘤成像数据分析的准确性。

- 临床药物供应管理和交付公司。这些公司提供研究药物的采购并交付给医院的服务。他们在合适的药物储存和运输条件下，根据具体时间表将临床试验药物从制造工厂、批发商或仓库运送到医院药房。必须按时交付药物，以便患者在入院期间可以接受药物治疗。

- 临床患者样本收集和交付。这些公司致力于确保在运输患者的生物样本到指定实验室进行分析时，按照指定的储存条件按时收集和交付。

全球临床试验标准——临床试验质量管理规范

所有参与临床试验的机构和公司都应该遵守国际协调会议（the International Harmonization Conference）制定的全球临床试验标准，这些标准被称为临床试验质量管理规范（Good Clinic Practice，GCP）。赞助商必须承担最终责任，确保所有参与方遵守 GCP 标准。如果任何一方在临床试验期间出现严重错误或遇到某些问题，赞助商将负责解决这些问题。

许多复杂的服务应根据 GCP 标准执行，以确保收集高质量的数据。在进行临床试验时，必须定期检查和维护数据质量。

最后，当政府相关部门审查提交的数据包，走市场批准程序时，他们将对参与临床试验的机构或公司进行检查，如果在审查或检查过程中发现任何重大数据质量问题，将拒绝批准新药上市。

在临床试验期间，患者如何受到保护和照顾？

临床试验应遵循现行的各种法律法规，包括：①GCP；②各国政府制定的临床试验法律法规；③开展临床试验的要求和标准（由每个医院的伦理委员会制订）。制定这些法律法规的主要目的是在临床试验中从始至终保护患者。

与其他工业或商业行为相比，新药开发的法律法规更加保守和严格。根据这些法律法规，制药公司必须进行例行检查和审核，以确保从临床试验中收集的数据的质量和完整性。

而政府尽职调查的一部分是审查或检查临床试验数据并根据提交的数据包给出审查结果。如果发现数据存在严重问题或违反任何法律法规，则新药将不能批准上市。因此，临床试验的进行必须严格遵守 GCP

指南和精心准备的方案，以确保受试者的安全。

这种得到严格监管的临床试验可以为癌症患者提供获得创新药物治疗的机会。由于研发中的新药尚未上市，除非参与临床试验，否则患者将无法接受这类新药治疗。

在临床试验期间，医生和护士将根据临床研究方案给予患者新药物治疗。这些方案中包含如何进行试验及在试验期间如何正确管理患者的详细说明。参与临床试验的患者根据方案得到了医生和护士的精确治疗，与在医院接受普通治疗的患者相比，他们实际上可能得到更好的护理和关注。

在整个试验期间，应谨慎管理患者在服用抗癌药物过程中所产生的副作用。当患者参与临床试验时，与药物治疗和副作用管理相关的成本由制药公司承担，患者无须支付任何医疗费用即可参加临床试验。这意味着参与临床试验的患者在试验期间寻求医生的诊治时，不需要支付任何费用，因为赞助公司已经预先支付了门诊和检查的所有费用。如果患者因临床试验药物的副作用导致严重健康损害或死亡，赞助商将协助提交保险索赔以补偿这些患者或其家属。

并非所有受试者都会接受临床试验中的新药治疗

临床试验的目的是确认新药比市场上现有药物的优越性。因此，在临床试验中，50%的患者将使用目前市场上可用的药物（对照组），而另外50%的患者将使用正在开发中的新药。这意味着患者接受新药治疗的概率为50%。

大多数患者参加的是双盲临床试验，由无偏倚的计算机系统随机将其分配到新药治疗组或对照组。即使在试验完成后，医生和患者都不知道哪种药物被分配给哪个患者。只有在特殊情况下，例如，在紧急情况下，药物的特性对于下一步治疗至关重要，才会例外。

如果患者不再热衷于参加临床试验，因为用当前市售药物而不是新药治疗的可能性为50％，可以自由退出。然而，由于新药仍在临床开发中，不能从市场中获得，患者将仅能接受目前市场上销售的药物。即使参与的患者接受对照药物(即目前市场上销售的药物)治疗，医院仍将继续根据方案为患者提供良好的治疗和护理，通常包括免费的定期体检，血液检查和CT／MRI扫描，以检查临床试验期间的癌症复发。

此外，临床研究医生和护士的任务是严格按照临床试验方案管理患者。因此，与医院中的一般患者相比，临床试验患者可以按照临床试验方案的规定获得更精确的医疗护理。

临床试验期间患者需入院接受定期检查

临床试验方案要求患者定期(至少每两、三个月一次)到医院与其研究医生会面，以检查疾病状态。

虽然这些检查对于监测患者的健康和疾病状况非常重要，但患者通常认为这些检查不舒服且耗时，他(她)们会对临床试验期间定期去看医生感到麻烦，可能会因此考虑不参加临床试验。

每个人都可以参加临床试验吗？

并非每个人都可以参加临床试验。患者阅读了知情同意书并了解了参加临床试验的条款和条件后，必须在知情同意书上签字。签署知情同意书后，医院将进行患者资格筛查测试，以确定其是否有资格参加。

测试的内容包括血液检查(如血液化学、血液学)，CT/MRI检查，肿瘤评估，特定DNA遗传基因检测，生命体征检测和体格检查等，以确定患者是否有资格参加临床试验。只有满足方案的纳入和排除标准(即通过/未通过标准)中规定的所有要求的合格患者才能参加临床试验。

在同意参与临床试验之前

根据迄今为止所描述的内容，参与临床试验似乎比我们想象的更有益。大多数时候，尽管难以理解临床试验的设计和方案，癌症患者仍将遵循医生的指示或建议决定是否参与临床试验。

癌症患者在同意参与临床试验时经常面临困难，因为医生或护士只有有限的时间向他们解释临床试验的细节。癌症患者在不完全了解临床试验细节的情况下同意参与并不罕见。要了解临床试验的细节，患者应该从具有临床试验科学知识和经验的专家处获得帮助。其他知识渊博的个体，例如，受过教育的朋友或患者的家庭成员，也可以帮助解释临床试验的细节，以便他们就是否参与做出明智的决定。

临床试验类型

医院有许多不同类型的临床试验。让我们试着了解患者可以加入的各种类型的临床试验。

● 早期临床试验（Ⅰ期和Ⅱ期）和后期临床试验（Ⅲ期）

临床试验分 3 期。大多数时候，药物开发始于Ⅰ期和Ⅱ期临床试验，其中涉及少数患者。最后阶段的Ⅲ期临床试验样本量通常非常大，可能涉及数百或数千名患者。

在某些情况下，有兴趣进行自主或独立药物研究的医生可能会向一些制药公司寻求支持。这些试验通常规模较小，被称为研究者发起的试验。

就患者的风险而言，药物的毒性特征（即不良事件）将在Ⅰ期和Ⅱ期临床试验中发现。药物的安全性通常在早期研究阶段得到很好的评估，然后才能进入Ⅲ期临床试验。因此，与早期阶段的研究相比，就患者的不良事件而言，Ⅲ期临床试验的风险较小。

如果使用目前可用的抗癌药物治疗，患者的癌症仍在进展或复发，那么终末期癌症患者的下一个最佳选择是加入早期临床试验并尝试一种新药物。尝试一种没有测试过的新药，可能会带给他们一个改善病情的机会。尽管存在不确定的不良反应风险，早期临床试验仍可能对患者有益。

● 拓宽目前已上市药物的临床适应证

一旦新的癌症治疗药物被批准用于某些特定适应证（如胃癌），下一步将是检查该药物对其他适应证（如肝癌、肺癌等）的有效性。例如，为了检查胃癌药物的适应证是否可以扩展到肝癌，该公司应该使用已经批准的胃癌治疗药物在肝癌患者中进行另一项临床试验。由于胃癌治疗药物已经得到了政府相关部门的批准，参与肝癌试验的风险将会很低，因为已经通过胃癌研究确定了该药物的安全性和有效性。

● 仅在发达国家批准销售的新药

有时，一些新的抗癌药物仅在一些发达国家批准销售，未获得批准销售的国家为了在本国市场上销售这些抗癌药物，需要在该国进行临床试验。参与这类临床试验的风险相对较低，因为已经确定了这些药物的安全性和有效性，并且这些药物已经在其他国家批准销售。

● 全球Ⅲ期临床试验

跨国制药公司通常进行多中心的Ⅲ期临床试验，同时涉及多个国家的许多医院。从这些全球Ⅲ期临床试验中获得的数据将使这些新药在同一时间在多国家注册。在批准这些临床试验之前，每个国家的卫生行政机构和医院伦理委员会将仔细审查临床试验方案并评估患者的风险和获益，因此，加入全球Ⅲ期临床试验的风险通常偏低。

- ● 生物等效性测试

想要开发仿制药产品的制药公司（即原研药的复制品）应进行生物等效性测试，并获得美国食品药品监督管理局（FDA）等管理机构的批准。尽管创新程度可能较低，但这些仿制药的有效性和安全性与原研药物相当，因此，参与这些试验的风险较低。

- ● 生物仿制药的临床试验

生物仿制药是现有抗体分子药物的复制品，其功效已得到证实。这些类型的药物正由几家生物技术公司开发。大分子抗体药物非常昂贵，在某些情况下保险可能无法承担成本。参与生物仿制药的临床试验应该对患者有益。

- ● 使用安慰剂的临床试验

新药开发的研究有时用安慰剂（非药物）作为对照。如果没有针对特定疾病的标准药物，则实施这种罕见类型的临床试验。换句话说，就是没有可以与之比较的目标药物以评估新药物。

参与安慰剂对照临床试验的患者不知道他们是否接受了治疗药物或安慰剂。大多数试验对于患者和医生都是双盲的，并且通过计算机辅助程序将药物或安慰剂随机分配给参与者以减少偏倚。

虽然患者不知道自己是否服用了活性药物或安慰剂（至少在临床试验期间），参与仍然是有益的，因为有免费的定期体检来监测患者的健康状况。一旦体检发现癌症复发或进展的任何迹象，患者可以迅速获得治疗癌症的替代药物。尽管如此，安慰剂对照的抗癌药物临床试验的参与率通常较低。

关键信息

本章讨论了各种类型的临床试验及其相关的风险和益处。然而，通常难以确定哪种类型的临床试验对患者更有益或风险更小。在每一次临床试验中，药物特征都不同，因此药物对患者的益处和风险也各不相同。此外，癌症的类型和阶段也因人而异。因此，在患者决定参加临床试验之前，必须考虑几个关键点。

建议患者考虑以下几个方面：①癌症的类型和阶段；②所测试药物的特征；③可用的临床试验类型。

总之，经济能力尚可的患者虽然有能力购买市场上销售的癌症治疗药物，但除非他们参加临床试验，否则将没有机会接受正在开发的创新药物治疗。如果您参加临床试验，您将有机会接受创新药物（治疗组）或目前市售药物（对照组）治疗，且不用支付任何医疗费用。然而，参与临床试验的机会受到临床试验方案中定义的纳入和排除标准的限制。

第9章 生活质量

生得幸福，死得安详

每个人一生中都会面临许多困难的决定，其中最困难的是我们如何为死亡做准备。

人们通常会事先准备好遗嘱，为所爱的人留下遗言，以及指导死后资产如何分配。然而，为死亡做准备并不像直接用"是"与"否"作为判定方法的流程图那样简单。除了自杀之外，导致死亡的过程可能非常复杂且难以预料。即使有了良好的规划，在时机成熟时也不容易面对死亡。

对于大多数普通人来说，处理即将到来的死亡是一件陌生的事情。由于人们可能因各种原因以各种方式死亡，因此很难以某种系统的方式提前为死亡做好准备。

尽管如此，对死亡的思考很重要，当我们的身体和心理健康时，值得思考走向生命终点的必然途径。

对死亡的沉思

虽然我们不承认，但死亡在我们日常生活的每一刻都存在。然而，由于生活的忙碌，我们似乎很难提前准备死亡。

首先，我们只接受过如何在世界上生存和维持美好生活的教育或培训，相比之下，目前还没有针对人们在接近生命终点时如何做好准备的指导和培训。

其次，我们总是急于改善生活，每天勤奋工作，周围许多人都在忙着追求自己的生活。我们过分关注对生活的努力，而忽略了对死亡的思考。

第三，人们自然更愿意逃避考虑死亡。作为生物，人们可能存在心理上的偏见，相信自己的生命会永远存在。有一首歌的歌词是："虽然大多数人不能活过一百年，但他们表现得像可以活一千年；他们不认为死亡存在于短暂的生命中，而认为死亡位于亚马孙河另一边的远处。"

尽管如此，死亡是每个人在未来某一天必然面临的最后过程。正如我们投入时间和精力改善生活一样，我们应该花一些时间提前研究和思考死亡，这将使我们能够在生命的最后找到一个优雅的出口。

对于临终患者来说，最理想的告别方式应该是意识清醒地与所爱的人做最后的道别。

非常希望患者有时间回顾自己的生活，与他人和解，与亲人分享情感，而不是在过度医疗的情况下在医院病床上昏迷不醒。

当患者在生命最后几天接受过度医疗时，随着时间的推移生命力越来越弱，特征是意识会逐渐丧失。最后，当没有更多的医疗选择可以帮助维持患者的生命时，一个永不恢复意识的身体将标志着生命的终止。

为了最终清醒的意识

是否值得为绝症患者最大限度地使用医疗干预措施以延长他们的生命？在所有医疗选择都用尽之前，医院是否应该放弃，直至患者最终去世？在生存的希望和接受死亡之间总会有一场斗争。

如果患者可以自己决定如何迎接即将到来的生命终点，就可以选择平静地接受死亡，或者用尽一切可能的医疗选择抗争到最后，这或许对患者来说是最理想的方式。然而，癌症患者很难做出这个决定，因为他们不知道是否已经到达生命的最后阶段。

如果患者能够看到其当前健康状况的全貌，了解疾病状态和可用的治疗方案，就能够做出更好的判断，并在医生和其他专家对癌症状况和健康状态精准评估的基础上做出客观的评价。

我们从小就开始学习并努力维持良好的生活（幸福），我们也应该学习如何为安详的死亡做好准备（体面死亡）。正如在学校努力学习为了考试取得好成绩一样，如果我们研究、学习且为体面死亡做好准备，那么所有人都将有可能安详地走完生命最后的旅程。

如果我被判定处于生命的终末期，我该怎么办？我是否应该尽一切努力来延长我的生存期，例如，采取其他医疗方案，开始另一种化疗方案，或者将管子插入我的身体进行辅助喂养或呼吸？或者我应该保持镇静，悠闲地走向生命终点的出口？虽然后一种选择可能会让我的生存时间略微缩短，但有助于减轻过度医疗所带来的严重压力和成本，同时也有助于让我有更好的意识状态与家人和其他亲人一同度过剩余的时间。

家庭成员帮助亲人做出是否继续抗争或拔掉插管的决定非常困难。因此，如果患者自己能够提前决定他们希望如何治疗，结果可能会更好，可以减轻患者本人及其家人在生命最后几天的痛苦和负担。

明智判断和冷静评价

对于癌症发作时的化疗及癌症复发后的后续治疗，患者应对可用的医疗选择进行风险和收益评估。同样，患者也应该对他们生命最后几天的医疗风险、成本和收益进行清醒的评估，重点关注生活质量，而不是仅仅为了呼吸而无意义地延长时间。

● 风险。终末期癌症患者通常会接受过度治疗，包括接受更多周期的化疗，其免疫系统可能已经失去了对抗癌细胞的力量。额外的化疗，其本质上是多种药物的毒性混合物，已经非常虚弱的身体将与化疗的毒、副作用进行抗争，希望能多活一段时间。

● 费用。除了生活质量下降之外，过度医疗所产生的费用将对患者及其家人造成巨大的经济负担。在患者生命的最后阶段，医疗保健的成本可能是其一生中所花费成本的 40% ~ 50%。因此，仔细权衡过度医疗在延长生命和影响生活质量之间的成本，是一件非常重要的事情。

● 益处。晚期癌症患者的健康状况和治疗方式的选择决定了他们可能活几周或几个月。虽然可能性非常低，但如果他们非常幸运地接受了适合该疾病的新药治疗，可能会延长更长时间的生命。

最后阶段的医疗和人格尊严

对普通人一生中发生的医疗费用分析表明，最后一年的医疗费用占整个费用的 40% ~ 50%。医院、制药集团和医疗器械公司的最高利润回报来自临终前的"业务"，其中包括患者生命最后阶段的强化医疗。

为什么在生命的最后阶段会有如此高的医疗支出？其中一个关键因素是医院和医生的专业使命是对抗所有疾病，并通过所有可用的医疗手段挽救患者的生命。

对终末期癌症患者进行过度治疗是否总是正确的？用于延长生命的过度医疗方法包括使用尚未尝试的药物，上调抗癌药物的剂量，进行更多的手术，以及使用各种高科技设备。

然而，医院或医生对这些过度医疗并不负唯一责任，在决定是否需要更多的医疗方法时，患者本人或其家人也应该负有责任。

患者生命的最后阶段如何在强化治疗和过度医疗下度过？由于过度治疗的应激性副作用，他们的生活质量将急剧恶化。继续照顾终末期患者的家庭成员除了承担沉重的经济负担外，还将感受到精神压力。

最值得思考的是，患者将丧失垂死者的尊严。为了拼命延长一个癌症患者不确定会持续多长时间的生命，尽管会对身体造成无法忍受的痛苦，但仍然使用所有可能的医疗干预措施。之后患者不仅会逐渐失去意识，还会逐渐失去个人尊严，因为他（她）正在变成一个没有生命的身体，只是为了多维持一段时间的呼吸。在这场延长生命的斗争中，患者将逐渐丧失他们的智慧、情感、记忆和灵魂。在这种恶化的状态下，对任何刺激做出反应的个人能力将会丧失，只剩下一个没有意识的身体，并且没有意识的身体最终会在几天或几周后死亡。

因此，建议在临终前认真考虑患者的生活质量和个人尊严。当你处于健康状态时，最好做出决定，是选择过度治疗以延长一段时间的生命，还是在意识清醒时接受死亡并与世界道别。你是自行做出临终决定，还是由他人决定你的死亡，这很关键。

第10章
临终关怀和姑息治疗

1974 年，耶鲁大学纽黑文医院成为美国第一家为终末期患者实施临终关怀的医院，之后世界上许多国家也开展了临终关怀项目和计划。

临终关怀为终末期患者提供舒适的临终照护，包括疼痛缓解治疗和心理咨询，而不是过度医疗以延长生命。

关于改善临终关怀服务的几点建议

根据 2014 年 8 月 7 日在《姑息医学杂志》（*Journal of Palliative Medicine*）上发表的一篇文章，美国的临终关怀服务提供者存在一些困难和问题。

在美国进入临终关怀机构的患者中有 1/3 已停止接受服务或离开。临终关怀机构 33% 的驱逐率意味着临终关怀计划存在一些严重问题，或临终关怀机构的创始人存在道德方面的问题。

在美国，私营公司运营的临终关怀机构的驱逐率是公立机构的 2 倍。过早驱逐的原因包括设施不合适，与护理质量有关的问题，以及非绝症患者的登记。

根据美国医疗保险机构的规定，临终关怀机构只应接受预期寿命少于 6 个月的患者，临终关怀的任务不是为患者进行医疗，而是帮助患者在他们生命的最后阶段缓解身心痛苦。

然而，由于对患者进行不必要的检查和开具处方，通常会产生额外的费用。一些收容所甚至将患者送到医院急诊室等死，以试图降低他们的成本和工作量。

美国联邦政府一直在调查临终关怀机构的欺诈性保险索赔。美国临终关怀机构提出的可疑保险索赔总额可能达到 10 亿美元。

除了成本问题之外，另一个问题是一些临终关怀机构可能会接受存活期超过 6 个月的患者，并给他们使用强效止痛药或其他形式的麻醉剂。有毒的药物混合物通常会缩短患者的生命。

在过去 10 年中，美国的私人临终关怀机构数量显著增加。2000 年，约 30% 的临终关怀机构由私营公司经营，而另外 70% 由当地政府组织、宗教团体或非营利组织经营。然而，2012 年，私营企业经营的临终关怀机构比例上升至 60%。随着私营临终关怀机构数量的增加，保险索赔的数量和患者的驱逐率也增加了。

临终"业务"似乎为私营公司带来了丰厚的利润，但也可能导致许多复杂的社会问题。在选择登记临终关怀机构之前，了解有关临终关怀服务的更多细节非常重要。

何时开始获得临终关怀服务[①]？

2013 年，美国有 150 万例患者接受了临终关怀护理，其中 1/3 在开始临终关怀护理的 1 周内去世。这意味着许多患者在生命的最后阶段时才开始接受临终关怀护理。

研究表明，在接受临终关怀护理的患者中，34.5% 的患者接受了

---

① 来源于 2014 年 11 月 3 日美国临终关怀和姑息护理组织的会议记录，发言人是美国临终关怀和姑息护理组织的主席和 CEO J. Donald Schumacher。

不到 7 天的护理，50% 的患者接受了不到 18 天的护理。在美国的患者总数中，66% 的患者在疗养院或自己的家中而不是临终关怀机构接受护理。医疗保险覆盖了与临终关怀服务相关的 91% 的费用。

另一个问题是人们存在临终关怀只针对癌症患者的误解。事实上，63% 的临终关怀患者患有除癌症以外的其他疾病，例如痴呆，心脏病，呼吸系统疾病和肾脏疾病等。

医院的临终关怀服务

对在美国癌症中心工作的员工进行了一项调查，询问终末期患者是否有可能在医院中有尊严地死亡。在癌症中心工作的 50% 的工作人员回答"是的，这是可能的"，而在姑息治疗中心工作的 95% 的工作人员说："患者可以在医院病房中有尊严地死亡。"

虽然大多数患者宁愿在家中死亡，但多数都在养老院或医院过世。如果患者很难回家或者不喜欢被转移到一个新的、不熟悉的地方，例如周围都是陌生人的养老院，那么他们最好留在同一家医院并且连续接受熟悉的员工照护。为了给患者提供舒适的临终关怀服务，医院应该对员工进行高质量的临终关怀服务培训。

使用自动症状监测电话系统在家中进行临终关怀姑息护理

超过 80% 的人临终时远离家乡。他们可能希望待在家里平静地等待死亡，但却没有完成自己最后愿望就去世了。终末期患者在家中接受临终关怀姑息护理既不容易也不实用。

一份报告显示家庭临终关怀护理计划使用远程自动化系统成功实

施，可以更好地观察患者并为家庭护理人员提供实时指导。在该研究[1]中，使用自动症状监测电话系统每天监测 243 名家庭临终关怀护理人员。通过随机分配，119 名家庭照顾者尝试了特殊的症状护理干预，124 名家庭照顾者提供了正常的护理。干预组的所有家庭护理人员每天都会调用监测系统，在过去 24 小时内根据一个从 0（无）到 10（很多）的量表报告了患者常见的 11 种症状，以及他们自己的疲劳情况、睡眠时间、情绪和焦虑程度。

研究小组分析了收集的 11 种不同症状的数据，分别是疼痛，呼吸短促、腹泻或便秘、排尿、思维改变、恶心或呕吐、疲劳、抑郁、焦虑、失眠和食欲缺乏。观察到的最常见症状是疲劳（70%）、疼痛（64%）、食欲缺乏（54%）、焦虑（39%）和思维改变（38%）。

分析数据显示，患者的症状严重程度与其家庭照顾者的痛苦程度高度相关。数据还表明，与正常护理组相比，自动症状监测电话系统组中的家庭护理人员更具有活力。该研究提供了初步证据，证明这种远程自动化系统有助于家庭护理人员为患者在家中提供终末期护理。

临终关怀的目的是为终末期患者提供舒适的临终照护，包括疼痛缓解治疗和心理咨询。为了有效地帮助终末期患者和在家庭、疗养院或医院工作的护理人员，需要制订准备充分的标准化指南。

临终关怀讨论可能会使患者错过优先权[2]

对 200 多例因严重疾病住院的加拿大老年患者和 205 名家庭成员进行了一项调查，询问他们对临终关怀中 11 种推荐事项重要性的评价。

---

[1]　来源于 2014 年 10 月 24 日召开的 2014 年肿瘤姑息治疗论坛摘要 85。发言人是犹他州大学护理学院应用统计学主任 Bob wong 博士。

[2]　来源于 2014 年 11 月 3 日出版的《加拿大医学杂志》，作者是加拿大安大略省汉密尔顿麦克马斯特大学的临床医学、临床流行病学和生物统计学副教授和医生 John You。

在与医生讨论期间忽略的五大临终问题是：

（1）发生危及生命的疾病时的护理偏好；

（2）患者的价值观；

（3）疾病的预后；

（4）恐惧和担忧；

（5）有机会提出有关护理的其他问题。

患者及其家属认为他们没有足够的时间和医生讨论。在入院的最初几天，平均只讨论了临终关怀 11 个推荐事项中的 1.4 个。该研究的作者报道，医生与患者讨论的临终关怀中的事项越多，患者及其家属对护理体验的满意度就越高。这些发现可以指导改善医院环境中的临终沟通和决策。

终末期癌症患者即将死亡时的 8 种症状[①]

研究人员监测了 350 多例晚期癌症患者的身体变化，并确定了几天内可能死亡的患者的 8 种症状。床旁的医生、护士和家庭护理人员也可以观察到这些症状的迹象。更好地了解这些症状的迹象可以帮助家庭成员和照护人员预测即将到来的死亡，并为临终关怀做出更好的选择。

这 8 种症状是：

（1）无法闭合眼睑；

（2）视觉刺激的反应能力减弱；

（3）声音和语言的反应能力减弱；

（4）面部下垂；

---

① 来源于 2015 年 2 月 9 日的《癌症在线》，作者是美国休斯敦得克萨斯大学安德森癌症中心姑息治疗和康复医学系助理教授、医学博士 David Hui，和美国纽约西奈山伊坎医学院的 Lilian and Benjamin Hertzberg 姑息治疗研究所主任、医学博士 R. Sean Morrison。

（5）瞳孔无反应；

（6）颈部过度伸展（导致头部过度倾斜，躺下时恢复）；

（7）喉部发出咕噜声；

（8）上消化道出血。

该报告称，大多数患者会在死亡前 3 天出现这些症状。虽然也有例外，但这些症状对于在临终关怀期间必须做出决定的医生和护理人员具有一定的指导意义①。

---

① 来源于 2015 年的《癌症在线》，作者是美国纽约西奈山伊坎医学院的 Lilan and Benjamin Hertzberg 姑息治疗研究所主任、医学博士 R. Sean Morrison。

第11章
患者的医疗保健政策

医院和医生的服务质量评估

在线医疗评估网（Healthgrades. com）于 2014 年 10 月在美国启动，该计划为医疗服务的最终用户（即患者）提供了评估特定疾病领域的医生和医院的机会，并与公众分享评估结果。评估项目包括：

- 医生的经验水平；
- 医生的医疗服务质量；
- 医生的教育和培训记录；
- 医生的工作强度（例如，医院中 20% 的医生可能负责 80% 的患者，导致患者的咨询时间短）；
- 不必要的治疗或检查可能导致过高的医疗费用。

在线医疗评估网为患者提供了良好的信息，以便审查及获得更好的医疗服务。此外，该计划促使医生和医院提供更好的服务，并使用最新的医疗信息和技术进行升级。

强烈建议所有州和国家推广和采用此类信息共享系统，因为能确保医生和医院在医疗实践和服务方面保持高标准。

姑息治疗[①]

什么是姑息治疗？无论什么时候提出这个问题，很多人都会回答，姑息治疗是医生和护士对临终患者的专业护理。但这并不是正确答案。患者或家属通常不完全了解姑息治疗的内容，有时甚至医生也可能无法正确理解姑息治疗。

如果您要求医生进行姑息治疗，他们通常会建议说您不需要，因为您目前的状况很好，短时间内不会死亡。

然而，姑息治疗可以成为严重疾病患者的重要额外支持，并不仅是注定要死亡的患者缓解疼痛的一种方式。姑息治疗可以提高患者和家庭的医疗服务质量，还可以帮助减少患者紧急住院的频率，从而降低相关的医疗费用。

在美国，成千上万的医生、护士和社会工作志愿者接受了姑息治疗知识和技能的培训。

医院、疗养院和家

大多数患者都希望在家里度过最后的时光。他们希望被家人和喜欢的东西包围，如书籍、音乐、照片和花园。

终末期癌症患者出院后，由于难以在家中获得适当的护理，将被送往疗养院或临终关怀机构。症状较轻的患者也将在疗养院进行康复计划，而不是被送回家。当他们的病情在疗养院恶化时，将再次被送回医院，然后再去疗养院或临终关怀机构。因此，这些患者长时间在家的可能性非常低。

---

① 来源于《（美国）华尔街日报》的医疗保健栏目，作者为 Barbara Sadick。

为了使患者能够在最后几个月、几周或几天内待在家中，必须开发一套标准的家庭护理系统，并提供指导手册，以便晚期患者可以在家中或任何他们希望的地方接受护理。应该通过政府或医学界制定的认证计划对更专业的家庭护理人员进行培训。

护理人员

终末期癌症患者面临的一大困难是护理人员的使用和成本。除非患者有全面的医疗保险或国民健康保险支付照护者服务费，否则对大多数普通人来说，这笔费用可能是一个巨大的负担。建议开发和实施标准化的专业护理计划和系统，为患者提供经济实惠且训练有素的护理人员。另一个挑战是寻找能够提供优质服务的训练有素的护理人员。

许多拥有低成本医疗保健系统的国家没有经过充分准备的项目或组织来培训和培养高质量的护理人员。为了提高护理效果并为患者提供训练有素的护理人员，应实施标准化的专业护理系统，以培训和管理护理人员。

第12章 医疗的风险、收益和成本评估

是什么导致过度医疗？ 如何处理？

终末期癌症患者的过度医疗将显著增加医疗成本，同时降低他们的生活质量。尽管这种做法具有讽刺意味，但仍然经常发生在许多医院或护理中心，目的是延长终末期癌症患者的生命。

可能导致过度医疗的一些关键问题如下：

• 对"越多越好"的误解——患者的想法是只要接受更多的医学检验、检查和各种药物治疗，会得到更好的结果；

• 医生和医院过度保护性的医疗服务；

• 过度医疗带来的经济刺激；

• 患者迫切希望得到所有可能的服务并解决所有问题；

• 直接向患者推销。

人的本性之一是希望通过使用最好的药物和借助最好的医疗技术来治愈疾病，不给生命留下遗憾。同样，医生也有很强的动机帮助患者抗击和治愈疾病。

为避免不必要的过度医疗，建议患者根据专家和医生提供的信息和反馈进行风险、收益和成本评估，以获得最有益的治疗。

以前列腺癌患者的过度医疗为例

大多数 66 ～ 79 岁的前列腺癌患者接受强化治疗，即使他们的预期寿命不到 10 年。如果前列腺癌患者在不到 10 年的生命中接受密集化疗，风险将高于受益。尽管如此，前列腺癌患者手术后通常会进行积极的放疗。

尽管如此，不建议对前列腺癌患者进行强化治疗。临床研究结果显示，接受积极治疗的患者组与密切观察且未接受治疗的患者组相比，总生存期没有差异①。

积极的医学治疗可能不会延长前列腺癌患者的生存期，但化疗或放疗的毒性反应反而会降低患者的生活质量。化疗或放疗引起的常见副作用包括勃起功能障碍、尿失禁和排便困难。除了这些不良副作用外，患者还要承担更多的经济负担。

尽管如此，由于过高估计存活时间，对前列腺癌患者进行过度医疗仍受到很多人的推崇。此外，患者也希望得到积极的治疗，因为他们希望减轻可能由于体内残余肿瘤引起的难以忍受的痛苦。

医生可能会根据患者的年龄预测其生存期。但目前还没有准确的方法来预测前列腺癌患者的生存期，这取决于他们的年龄和健康状况。

因此，在开始任何抗癌治疗之前，建议医生和患者在考虑患者年龄和健康状况的同时，对可用治疗的风险和益处进行精确评估，以使癌症患者接受最佳的治疗，同时避免过度医疗。

---

① 来源于 2014 年出版的《癌症》，作者是加州大学洛杉矶分校的医学博士 Timotly J. Daskivich（MSHPM）。

提高癌症治疗效果和价值的五个要点

如上所述，许多医生愿意超越癌症患者所需的治疗范围，并通过使用所有可用的医疗设备来延长他们的生命。这种态度将影响患者接受新药治疗或其他形式医疗护理的愿望，即使新疗法尚未被证实有效并会导致额外的医疗费用。此外，更多周期的化疗将导致患者的健康状况恶化。

以下是五种不必要但经常使用的医疗护理手段①：

（1）对无法从化疗中获益的终末期癌症患者实施化疗（在这种情况下，最好使用姑息治疗或症状缓解治疗）；

（2）对早期乳腺癌患者进行 CT、PET 和骨 CT 扫描，以对癌症进行分类；

（3）对早期前列腺癌患者进行 CT、PET 和骨 CT 扫描，以对癌症进行分类；

（4）对正在接受治疗且未出现癌症复发症状的乳腺癌患者定期或频繁检查血液生物标志物，以及进行 CT、PET 和骨 CT 扫描；

（5）对中性粒细胞减少症低风险的发热患者使用白细胞刺激因子 G-CSF（由于中性粒细胞缺乏导致的发热）。

患者和医生应尽量避免以上 5 种不必要的检查或治疗。

风险、 收益和成本评估

近年来，癌症治疗的费用大幅增加，平均每月花费至少 10 000 美

---

① 来源于 2012 年 4 月 4 日加拿大安大略大学圣迈克尔医院的医学博士 Lisa Hicks 和美国临床肿瘤学会（ASCO）的 CEO、医学博士 Allen S. Lichter 的报告。

元，甚至在某些情况下每月超过 30 000 美元。在开始某种治疗之前进行风险、收益和成本评估会对患者有帮助。即使在治疗进行过程中，重新评估也有助于提高收益与风险或成本的比值。

为了进行良好的风险和收益评估，患者需要清楚地了解自己的癌症类型和状态，以及可用的医疗选择。从诊断癌症、手术、化疗、康复和复原、健康回归日常生活、癌症复发、癌症再治疗、生活质量、临终关怀和姑息治疗，直至死亡，这一过程需要逐步评估，每个关键步骤都需要进行精确评估。

虽然医院和医生可以提供很大的帮助，但患者还应该了解他们的癌症和治疗计划，以便有效地完成治疗过程，不仅能够存活更长时间，而且还能保持良好的生活质量。

最近，美国临床肿瘤学会采用一种方法更新了他们的价值框架，以比较治疗方案的临床益处、副作用和成本①。该价值框架依赖于随机临床试验的高质量数据，包括临床结果和毒性结果。

关于每个方案的临床获益和副作用的数据用于计算总体"健康净收益(net health benefit，NHB)"评分。NHB 指与标准疗法相比，患者能从新的治疗方案中获得的附加效益。NHB 根据对总体或无疾病进展生存的改善、毒性反应的数量和严重程度等数据来计算。NHB 的计算要将所比较的治疗方案中患者的预期自费成本及整体药物购置成本一并考虑。

最终，对每个患者而言，"价值"的构成取决于对他(她)来说什么是重要的，如生命的长短、生活质量或可承受的治疗。

---

① 美国临床肿瘤学会(ASCO)希望通过 PPN Staff 帮助患者评估癌症治疗的价值。

第13章 癌症患者的风险、症状和体征、监测和支持

肥胖、绝经后和乳腺癌风险

白色脂肪组织炎症是以出现巨噬细胞包膜包裹凋亡或正在凋亡的脂肪细胞来定义的。这种炎症的形状被描述为"乳房样冠状结构"（CLS-B），主要发生于肥胖的女性。

研究[1]表明，超重和肥胖患者的 CLS-B 发生率和 CLS-B /cm^2 的数量高于瘦弱患者，绝经后患者高于绝经前患者。这意味着乳房中的白色脂肪组织炎症与体重增加和绝经相关。

乳房中的白色脂肪组织炎症也与芳香酶活性的增加有关，这与乳腺癌的发生及进展直接相关。因此，这些发现表明超重和绝经后妇女患乳腺癌的风险会增加。

---

[1] 来源于美国临床肿瘤学会 2014 年 4 月 ~6 月召开的乳腺癌专题座谈会，作者为美国纽约纪念斯隆 – 凯特林癌症中心的医学博士 Neil M. Lyengar。

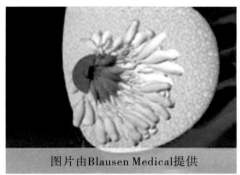
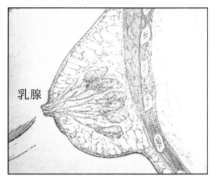

图片由Blausen Medical提供

乳腺

乳房的冠状结构（CSL – B）示意图

戴胸罩和乳腺癌风险[1]

2007—2008 年，一组研究人员调查了 1 500 例年龄在 55～74 岁的绝经后妇女，研究戴胸罩与乳腺癌的发生是否存在关联。

他们的研究结果表明，经常戴胸罩的女性与不戴胸罩的女性的乳腺癌风险没有显著差异，从而证实戴胸罩不会导致乳腺癌。

女性阴道冲洗和卵巢癌风险

众所周知，用装置进行阴道冲洗与酵母菌感染、盆腔炎症和异位妊娠有关。根据美国卫生和公共服务部妇女健康办公室的观点，阴道冲洗会导致有害细菌过度生长，引起酵母菌感染，并使细菌上行入子宫、输卵管和卵巢。此外，一些报告记录了阴道冲洗和宫颈癌、生育率降低、艾滋病和其他性传播疾病之间的关联。

国家环境健康科学研究所的一项新研究[2]在调研了超过 41 000 例女

---

① 来源于 2014 年 9 月出版的《癌症流行病学》中生物标记物和预防一节。

② 来源于 2016 年 6 月 20 日出版的《流行病学》电子版。

性后得出结论，卵巢癌的风险与数百万美国女性常规实施的阴道冲洗有关。

缺乏睡眠和前列腺癌风险

美国癌症研究协会 2017 年的一项研究报告称，65 岁以下每晚只睡 3～5 小时的男性比每晚睡 7 小时的男性患前列腺癌的概率高 55%；与每晚睡 7 小时相比，每晚睡 6 小时的男性的前列腺癌死亡风险增加 29%。这项研究在美国癌症学会流行病学委员会副主席 Susan Gapstur 的领导下完成，对美国超过 823 000 名男性进行了长期数据分析[1]。

作者指出，昼夜节律，即身体的自然睡眠和觉醒周期，可能在前列腺癌的发展中发挥作用。缺乏睡眠可以抑制褪黑素的产生，褪黑素可调节睡眠 – 觉醒时间和血压，并且还发挥氧化作用来保护细胞核和线粒体中的 DNA。褪黑素还与免疫系统相互作用，褪黑素生成减少可导致基因突变的增加，氧化损伤增强，DNA 修复减少，免疫系统减弱。睡眠不足也可能导致肿瘤抑制相关基因的破坏。

这一发现有助于强调充足的睡眠时间对维持身体健康的重要性。

输精管结扎术和前列腺癌风险

世界各地的许多男性都考虑过将输精管结扎术作为节育措施。然而，1993 年发表的哈佛卫生专业人员研究结果表明，人们开始担心输精管结扎对前列腺癌的风险。该研究报告指出，接受输精管结扎术的男性患前列腺癌的可能性大约是未行该手术男性的 1.5 倍[2]。

---

[1]　来源于 2017 年 4 月 3 日美国癌症研究学会的新闻稿。
[2]　来源于 2017 年 5 月出版的《临床肿瘤学》杂志。

Well-Being and Well-Dying, Cancel the Cancer

1993 年以来人们进行了更多的研究，但没有找到输精管结扎术与前列腺癌风险之间的关联。这些研究者也无法确定输精管结扎可能增加前列腺癌风险的生物学机制。

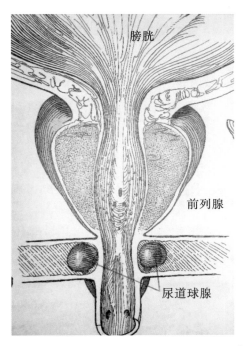

前列腺的解剖（引自 Williams & Wilkins 公司出版的《Mellnoi 图解医学词典》）

2017 年发表在《临床肿瘤学杂志》上的一项研究报告也表明，进行输精管结扎术的男性患前列腺癌的风险并未增加。该结果与其他研究一致，包括癌症预防研究 Ⅱ，其发现输精管结扎术与前列腺癌风险之间没有关联。

美国泌尿外科学会目前也认为输精管结扎术不会增加患前列腺癌的风险。

秃顶和前列腺癌风险

秃顶和前列腺癌之间有什么关系吗？2014 年，美国国家癌症研究所在《临床肿瘤学》杂志中发表了一篇文章，该文章建议 40 多岁时已秃顶的男性应筛查前列腺癌。

该报告称，在头颅前部或中央部位丢失大量头发的男性患前列腺癌的风险增加 39% 。该研究建议老年秃顶患者应定期进行前列腺癌筛查①。

丙型肝炎病毒感染和癌症风险

丙型肝炎是由丙型肝炎病毒（HCV）引起的传染病，主要影响肝脏。抗病毒药物可以治愈 90% 以上的丙型肝炎病例。

HCV 感染者患肝癌和非霍奇金淋巴瘤的风险显著增加。对美国 34 500 例患者的分析结果显示，与未感染 HCV 的人相比，HCV 感染者患口腔癌和咽喉癌的风险增加两倍以上，喉头癌风险增加 5 倍。HCV 感染还可能增加某些类型的头颈部癌症风险。感染 HCV 的头颈癌患者也更容易感染与几种癌症都有关系的 HPV。HCV 不仅影响肝脏，也影响身体的其他部分。HCV 还可以影响癌症患者对抗癌治疗的反应②。

在输血、输入血液制品或器官移植时如果未进行 HCV 检测也有导致 HCV 感染的高风险。因此，在国家层面对献血者进行筛查非常重要。使用一次性的针头和注射器可以显著降低静脉注射吸毒者患丙型肝炎的风险。

---

① 来源于 2017 年 9 月出版的《临床肿瘤学》杂志。
② 来源于 2016 年 4 月 13 日出版的《（美国）国家癌症研究所学报》。

癌症的体征或症状可以识别吗？

许多中年人可能会经历各种常见的癌症症状，但他们并没有意识到这是癌症等严重疾病的症状。可能提示癌症的一些常见症状是咳嗽、出血、粪便和尿液状况的频繁变化及体重减轻。这些症状已在 2014 年 12 月的 *PLOS One* 期刊中报道并列出。

该研究小组对 4 858 例 50 岁以上的人[1]进行了调查，他们曾去过医院，但没有进行任何癌症相关检查。该调查问卷询问了他们经历过的一些不适症状，没有提及或暗示癌症。

在 4 858 人中，有 1 724 人（35%）接受了调查，1 724 个应答者中有 915 人（53%）表示他们在过去 3 个月内至少经历过 1 种或多种所列症状。

现在说有这些症状的人必然会患癌症还为时过早。尽管如此，由于这些症状提示患病的可能性，因此在出现这些症状时需要进行体检，以确定是否有任何早期癌症。

参考文献

[1] Katriina Whitaker, Attributions of Cancer 'Alarm' Symptoms in a Community Sample [2014 – 12 – 02] Doi: 10. 1371/journal. pone. 0114028.

使用创新的纳米传感器进行癌症诊断

包括生物标志物在内的各种分子生物学技术和方法被用于癌症的诊断。近年来，癌症诊断的准确性显著提高。然而，用简单的医疗设备检测癌症仍然存在局限性。

2014 年 9 月，一份报告①介绍了一种非常有趣的正在开发的癌症检测方法。Penn Vet 工作犬（Penn Vet Working Dog）中心的研究小组根据他们对实验狗的研究结果开发了一套用于癌症诊断的试剂盒。研究小组准备了一套共 12 个血浆样本管，其中第 11 个管内含有微量的癌组织与血浆混合物。结果发现，狗可以利用嗅觉准确地检测出含有微量癌组织的样本管。

利用这种洞察力，该研究所正在开发一种"纳米传感器"来检测癌症。该技术是利用一种非常微小的传感器检测从癌组织发出的化学成分的气味，就像狗闻到并检测到化学物质一样。目前，化学家和物理学家正在与研究团队合作制造纳米传感器，这种传感器可以检测出只有头发直径 1/10 000 大小的微量癌组织。

阴道分泌物 DNA 分析检测卵巢癌

2014 年，美国有 22 000 例女性被诊断患有卵巢癌，其中估计将有 14 300 例卵巢癌患者死亡。绝经后被诊断为卵巢癌的患者和有卵巢癌家族史的患者死亡风险更高。

如果早期发现并治疗，卵巢癌可能被治愈。然而，许多卵巢癌患者都是在癌症已经显著进展后才被诊断出来，因此在检测到癌症后仅有 44% 的卵巢癌患者存活了 5 年（来源：美国癌症学会）。由于卵巢癌不常见，目前还没有精准的诊断检查方法。

虽然早期卵巢癌有一些症状，但它们不能作为诊断的良好指标，因为不是疾病的特异性症状。例如，女性可能会出现腹胀或泌尿系统问题，但这些症状也可能由卵巢癌以外的疾病引起。

---

① 来源于 2014 年 9 月的《美国 Penn Vet 工作犬中心》会议。

根据最近的一项研究报告①，有可能从阴道分泌物样本的基因突变中检测出卵巢癌。具体来说，研究人员认为卵巢癌 DNA 可以从阴道分泌物中检测出来，因为他们能够从几位晚期卵巢癌女性患者所使用的卫生巾中检测出肿瘤 DNA。

如果将来可以开发出一种诊断试剂盒，可以从早期卵巢癌患者的阴道分泌物样本中检测特定的肿瘤 DNA，将是非常有益的，就可以使卵巢癌患者获得更有效的治疗②。

血液中存在的癌前细胞

在美国，每年约有 140 000 人被诊断为血液肿瘤。如第 1 章所述，癌症的发病从细胞中的基因突变开始。大多数基因突变不是来自父母的遗传，而是各种外部因素如压力、吸烟、酒精和环境毒素引起的。随着人们年龄的增长，体内积累了多种突变，当他们的免疫系统被削弱并无法提供保护时，这些突变可能最终导致癌症的发生。

对大约 30 000 人进行 DNA 分析的两项独立研究③报道，我们的血液中通常存在癌前细胞。虽然在 40 岁以下的人群中很少见到基因突变，但随着年龄的增长，人们越来越多地观察到基因突变。大约有 10% 的 65 岁以上和大约 20% 的 90 岁以上的人表现出基因突变。

该数据表明基因突变的增加是在整个生命周期中长期暴露于有毒物质的结果，并且这些基因突变随后可导致血液肿瘤，如白血病和淋巴瘤。癌前细胞在许多老年人的血液中静静等待，它们的存在增加了患癌风险。通常，在细胞发生异常并转变为癌细胞之前，需要发生几

---

① 作者为美国圣路易斯华盛顿大学妇产科教授 David Mutch。
② 来源于 2014 年 11 月出版的《妇产科》，作者是美国弗吉尼亚大学夏洛茨维尔分校妇科癌症专家 Charles Landen（MD）。
③ 作者为美国波士顿布莱根妇女医院的 Benjamin Ebert 医生。

种基因突变。只有一种突变不一定会导致血液肿瘤的发生，但这会使患癌风险增加 10 倍以上，同样也会增加心脏病或卒中的风险，从而缩短患者的生命周期。

有趣的是，两个独立的研究小组发现有 3 种基因突变可导致血液肿瘤，其中一种基因突变引起的 1 年内血液肿瘤发生率为 1%，而 12 年内血液肿瘤发生率为 10%。研究还发现携带血液基因突变者的心脏病发作和卒中风险比未携带基因突变者高 2 倍多。

这些结果对揭示某些血液肿瘤起源的进一步研究具有重要意义[①]。

乳腺癌患者食用大豆蛋白

关于乳腺癌患者食用大豆蛋白的利弊已有一些讨论。

一些报道表明，大豆的摄取可能会干扰抗癌药物，而其他人则认为大豆类植物雌激素中的异黄酮可能会促进某些乳腺癌的生长。国家癌症研究所（NCI）2014 年的一项研究报告称，大豆蛋白可以增加与乳腺癌生长相关的基因活性。

然而，一些研究还表明，每天食用大量大豆的女性比少吃大豆的女性更不容易出现乳腺癌复发或死亡。

最近发表的一篇[②]来自塔夫茨大学弗里曼营养科学与政策学院的 Fang F. Zhang 博士的研究报告也称，食用大豆可能不会对乳腺癌女性产生危害，并且大豆类食品甚至可能提供保护性益处。张博士等在《癌症》杂志上报道，在 9 年的研究期间，与食用较少大豆类食品的女性相比，食用更多大豆类食品的乳腺癌患者的死亡风险并不高。在患

---

① 来源于 2014 年 11 月 26 日出版的《新英格兰医学杂志》，作者是美国西雅图华盛顿大学血液疾病部门负责人及美国血液病学会会长 Janis Abkowitz 医生。

② 来源于 2017 年 3 月出版的《癌症在线》，标题为大豆类食品与乳腺癌患者的长期生存，作者是塔夫茨大学弗里德曼营养科学与政策学院的 Zhang 医生。

有特定类型乳腺癌的患者中，食用大豆似乎也降低了观察期间死于其他原因的风险。

张博士的研究分析了超过 6 200 例被诊断患有不同类型乳腺癌的女性的数据。这组乳腺癌患者包括由雌激素和非雌激素驱动的患者，以及患者报告的饮食。他还分析了这些女性接受的治疗类型，研究她们摄入大豆是否影响治疗反应。数据显示，在 9 年的观察期内，食用大豆（每周半份到 1 份）的女性死于任何原因的可能性比不吃大豆的女性低 21%。

根据乳腺癌类型的亚组分析数据显示，不受激素驱动的雌激素和孕激素双阴性的乳腺癌患者，占死亡率下降的大部分。但即使是雌激素和孕激素阳性的乳腺癌患者也不会受到大豆的伤害。服用抗雌激素药物治疗的癌症患者的死亡率也没有增加。这表明大豆蛋白不会影响抗雌激素药物的治疗效果。

虽然需要更多的研究来证实这些发现，但乳腺癌患者不必避免食用大豆，因为没有确凿的证据表明大豆对乳腺癌患者有害。

癌症患者的卒中风险

与无癌症的老年人相比，癌症患者面临更高的卒中风险，与高血压和糖尿病等其他风险因素无关。当化疗、放疗和其他治疗的强度最高时，特别是在癌症诊断后的前 3 个月，癌症患者的卒中风险最高[1]。该研究没有探索为什么卒中的风险在癌症患者中更高，但癌症及其治疗似乎会影响血管和血液凝固系统，导致血液变稠。因此，癌症患者应该保持警惕并在发现任何卒中体征和症状时立即寻求医疗帮助。

参考文献

[1] Association between incident cancer and subsequent stroke. Ann Neurol, 2015, 77 （2）: 291 - 300.

轮班夜班工作者面临更高的癌症和心脏病风险

虽然很难证明夜班工作会导致疾病，但有文章报道夜班工作可能对健康产生不利影响。每月至少工作 3 晚的人被归类为轮班夜班工作。该研究纳入美国约 75 000 名女性注册护士。1988—2010 年，研究小组跟踪这些女性 22 年，并回顾了她们的体重、饮食和生活方式。到 2010 年，当 14 181 名女性死亡时，该研究收集了死亡的日期和原因。以下是报告[1]的要点：

● 与不上轮班夜班的女性相比，无论具体死亡原因如何，轮班夜班工作超过 5 年的女性死亡风险增加 11%。

● 轮班夜班工作 6～14 年的女性，其心脏病相关死亡率比不上轮班夜班的女性高 19%。

● 轮班夜班超过 15 年的女性死亡率比不上轮班夜班的女性高 23%。

● 轮班夜班工作超过 15 年的女性死于肺癌的概率比不上轮班夜班的女性高 25%。

此外，长期从事轮班夜班工作的女性通常年龄较大（平均年龄 66 岁），体重较重，更容易吸烟，并且不常服用绝经后激素或多种维生素。与不做轮班夜班工作的女性相比，她们每天饮酒更多，摄入谷物或纤维更少，而且更容易患糖尿病、高血压和高脂血症①。

① 来源于 2014 年 5 月出版的《美国预防医学杂志》，作者是美国哈佛医学院的 Eva Schernhammer 医生。

天然食品和替代疗法

天然食品有抗血管生成作用

当身体从伤害中恢复或女性怀孕形成胎盘时，通常会出现新生血管（血管生成）。然而，异常的血管生成将促进癌细胞的生长。癌细胞产生微血管以获得生存和生长所需的营养。如果癌细胞产生的微血管被阻断，癌细胞的生长就会停止。

有时，我们观察到癌症患者食用天然食品后存活多年，并且没有出现任何副作用。很难确切地知道他们摄入天然食品后体内发生了什么特定的生化反应，但天然食物中应该存在某些对抗癌细胞的机制。

一些研究论文[1][2][3][4]描述了部分天然食品有抗血管生成或抑制微血管形成的作用，市面上销售的几种功能性食品也含有抗血管生成的成分，例如红葡萄酒、葡萄（白藜芦醇）、茶（多酚）、茄子（色素茄苷）、胡萝卜和蔬菜（类胡萝卜素）。

AHCC 蘑菇提取物： 天然抗癌剂

HPV 是生殖系统感染的元凶（例如外阴、阴道、阴茎和肛门），HPV 感染是导致宫颈癌的主要原因。2014 年 10 月，Judith A. Smith 博士在第 11 届整合肿瘤学会国际会议上报告称，一种名为活性己糖相关

---

[1] 来源于 2001 年出版的《美国实验生物学会联合会会志》，作者是 E. Brakenhielm。

[2] 来源于 2002 年出版的《营养生物化学杂志》，作者是 Y. Cao。

[3] 来源于 2005 年出版的《美国化学学会》杂志，作者是 K. Matsubara。

[4] 来源于 2009 年出版的《功能食品杂志》，作者是 S. Kuhnen。

化合物（AHCC）的蘑菇提取物可有效根除 HPV 感染①。

该研究小组对存在 HPV 感染的 10 个受试者进行了临床研究。受试者用 3g AHCC 治疗 6 个月，结果显示 6 名受试者的 HPV 感染消失。其他 4 名受试者继续接受 AHCC 治疗，因为研究报告称 AHCC 的效果缓慢，只能在连续治疗至少 6 个月后才能显示出有效性。

研究小组还通过研究其动物模型的作用机制，展示了 AHCC 的功效。AHCC 通过激活体内的 α 干扰素、β 干扰素、γ 干扰素来增强免疫系统，从而根除 HPV 16 和 HPV 18。

学者们计划根据 AHCC 治疗的阳性结果进行 Ⅱ 期临床试验。此外，该团队正在计划另一项使用 AHCC 清除 HPV 在生殖器黏膜和肛门中形成的疣的研究。

中草药和营养补充剂对接受化疗的癌症患者的作用

明智地使用中草药和营养补充剂

抗癌药和中草药或某些营养补充剂之间可能发生化学反应，这可能会对癌症患者产生有害的不良反应。在一项调查中，400 名美国肿瘤科医生表示他们不与患者讨论中草药或营养补充剂，没有进行此类讨论的主要原因是他们缺乏对中草药和营养补充剂的了解。

许多癌症患者服用功能性食品、天然食品和中草药，以改善他们的健康状况及对抗癌症。尽管中草药和营养补充剂被认为是天然食品，但其中的一些活性成分可与抗癌药物相互作用，从而导致不良反应。一些补充剂会在接受放疗的癌症患者中引起皮肤刺激。中草药或补充剂也可能干扰体内抗癌药物的吸收和代谢。

---

① 来源于 2014 年 10 月 26 日第 11 届肿瘤整合学会国际会议上发表的摘要 138，作者是美国休斯敦医学院得克萨斯大学健康科学中心妇产科和生殖科学系的 Judith A. Smith 博士。

　　一项研究发现草药如圣约翰草、甘草和绿茶等可与化疗药物相互作用，并在体内引起危险的化学反应。建议接受化疗的患者不要服用中草药或功能性食品补充剂，以避免药物相互作用导致的不良反应。如果患者想要服用中草药或功能性食品来改善其健康状况或免疫系统，那么最好在化疗和放疗完成后才使用①。

癌症的替代疗法与常规治疗

　　为了解替代疗法对癌症治疗的影响，一个研究小组回顾了 2004—2013 年的美国国家癌症数据库，重点关注 4 种常见癌症：乳腺癌、肺癌、结直肠癌和前列腺癌。

　　与常规治疗组相比，替代疗法组的患者更年轻，更容易患乳腺癌或肺癌。他们受过良好教育，生活更富裕，更可能患 II 期或 III 期癌症，并且他们的并发症评分也较低。这些比较结果表明，选择替代疗法的患者具有相对较好的条件或状况，因此可能会被治愈。

　　然而，与接受常规治疗（如化疗、手术、放疗和激素治疗）的类似患者相比，选择替代疗法作为治愈癌症唯一方法的患者存活率显著降低[1]。

　　总体而言，替代疗法组的 5 年生存率为 54.7%，而传统治疗组为 78.3%。

　　替代疗法与常规治疗相比，每种癌症的 5 年生存率如下：

- 乳腺癌：58.1% *vs.* 86.6%；
- 肺癌：19.9% *vs.* 41.3%；

---

　　①　来源于 2015 年 1 月 5 日出版的《临床肿瘤学杂志》，标题为肿瘤学家 Patricia Ganz 博士的讨论内容，作者是美国休斯敦得克萨斯大学 MD 安德森癌症中心综合项目医务主任、癌症医学部普通外科肿瘤学系助理教授 Richard Lee 博士。

- 结直肠癌：32.7% *vs.* 79.4%；
- 前列腺癌：86.2% *vs.* 91.5%（无显著差异）。

总之，最初选择不使用常规治疗而是用替代疗法的癌症患者可能更早死亡。

参考文献

[1] Johnson SB, et al. Use of alternative medicine for cancer and its impact on survival. J Nat Cancer Inst, 2018, 110：121 – 124.

第14章
患者选择死亡的权利

疼痛持续难以忍受的终末期癌症患者是否有权选择死亡？

在本书中，我们讨论了有关癌症晚期患者的两个重要问题。首先是保护患者的尊严和体面，避免过度医疗；其次，应为患者提供适当的临终关怀护理和服务，让他们尽可能舒适地度过生命的最后阶段。

除了前文中有关过度医疗和临终关怀服务的讨论之外，我们现在要讨论一种先进的、有争议的安乐死或协助自杀概念。在许多国家和美国的很多州，有关患者是否有权在医生的协助下选择安乐死的争论已持续多年。

到 2015 年，五个欧洲国家（荷兰、比利时、卢森堡、瑞士和法国）允许某些患者选择医生协助的安乐死。美国俄勒冈州的权利与死亡法律也被称为有尊严的死亡，该法律始于 1997 年。到 2015 年，华盛顿特区、蒙大拿州、新墨西哥州、佛蒙特州和加利福尼亚州的某些患者可以选择医生协助的安乐死。2015 年，加利福尼亚州通过了一项法案，为医生协助的安乐死立法①。

全世界越来越多的国家都在积极讨论此类立法。美国新泽西州、

---

① 来源于 2015 年 2 月 16 日 Joseph De Avila 发表的《法案会让医生帮助终末期患者终结他们的生命》。美国新泽西州、纽约和康涅狄格州立法机构的举措。

纽约州和康涅狄格州正积极致力于推动该法案。然而，这项立法的利弊是非常有争议的。

安乐死法案仅适用于有慢性疼痛且不可逆的终末期患者，该法案允许这些患者在医生支持下终止生命。

20多年来，Janet Colbert 一直在美国新泽西州的癌症中心担任护士。她说，在她的工作过程中，有几个终末期癌症患者要求她帮助终止生命。

Janet 现年 69 岁，患有肝癌并希望终止生命，因为她不希望在难以忍受的痛苦中经历漫长的等待死亡的过程。换句话说，她希望通过协助自杀行使选择平静死亡的权利，而不是毫无意义地延长生命。

然而，关于立法的讨论尚无定论，因为包括罗马天主教会、美国医学会和残疾人代表团体在内的一些组织强烈反对这一立法。

持反对意见的组织认为，立法允许协助自杀的概念是非常危险的，在道德上是错误的。

持反对意见者的关键论点是：

• 允许罹患绝症的患者结束生命意味着对自然死亡的不尊重。

• 一些人可以接受辅助自杀，但其他人不能接受。这将给人们带来矛盾的信息。

• 天主教会建议提供辅助自杀的替代方案，例如对绝症患者的临终关怀和姑息治疗。

• 该法案赋予人们提前结束生命的法定权力。

• 残疾人的生活价值将被低估。

另一方面，支持者的论点是：

• 将自杀与绝症患者决定在医生帮助下结束生命等同是错误的。

• 如果绝症患者没有长期难以忍受的疼痛，他们会选择生存而不是死亡。

美国新泽西州民主党议员 John Burzichelli 说，仔细阅读立法法案的要点将发现反对者的论点毫无根据。

让我们看一下拟立法的核心内容①：

• 长期患病或残疾的人不应被定义为绝症。该法案对终末期疾病有明确定义。

• 主治医师和咨询医师必须确定希望协助自杀的患者确实患有晚期疾病并且将在 6 个月内死亡。

• 患者必须首先提出一个书面和口头请求，然后至少 15 天后再提出第二次口头请求。

• 需要两名证人（包括一名非亲属）出席并见证书面请求的签署。

• 患者将自行服用药物。

虽然立法者正试图向前推进该法案，但看起来该地区的州长并不赞成这种做法。

---

① 来源于 2015 年 2 月 16 日在美国新泽西州、纽约和康涅狄格州的立法措施：《法案》将让医生帮助终末期患者终结生命，作者为 Joseph De Avila。

抗癌战争

自美国总统尼克松 1971 年宣布启动"抗癌战争"以来，到 2014 年底，美国已在癌症研究领域投入超过 900 亿美元。经过几十年的大力资助，世界各地的癌症患者能够从已开发的先进的诊疗技术中获益。

由于医疗技术的进步，癌症确诊后的总生存时间从过去的几周或几个月延长到现在的几年。虽然根据癌症类型和患者病情不同治疗结果会有所差异，但我们仍然可以看到一些癌症患者被完全治愈。

随着创新药物的不断涌现，未来的药物应该能为癌症患者带来更好的疗效，从而延长生存期并减少毒、副作用。先进的抗癌药物具有良好功效，如果癌症患者在用药的同时充分做好康复计划，特别是运动、营养和症状控制（副作用管理），那么他们仍然能够长期良好地生活下去。

科研工作者正在继续开发创新药物，希望新药物在高效低毒方面胜于当前最好的药物。例如，病毒重编程技术，基因修饰细菌，与化疗药物联合的靶向药，特定设计的 CART-T 细胞免疫疗法，以及免疫治疗药物［如程序性细胞凋亡蛋白 1 （PD-1）或程序性细胞凋亡配体 1 （PD-L1）抑制剂］。

另外，不断积累的临床数据和个人遗传信息库将是治疗各类癌症的又一个重要补充依据。

就像几十年前开发特定疫苗征服麻疹和天花一样，癌症最终也应该能被将来的创新疗法所攻克。在未来的某一天，癌症将被划为可治愈的疾病。

遗传指令

DNA 及其遗传信息是生命的基本元素，它们决定生命的维持与新生，从而使生命能够一代代延续。出生、衰老、生病和死亡的生命周期将根据我们的遗传信息预先设定的生物程序来执行。

我们体内的细胞正在努力工作，以维持整个身体的完整性。在整个生命周期中体内的细胞在某个时间点死亡，并被新的细胞替代。

当细胞由于其他因素引起老化或损伤而丧失其功能时，衰老或受损的细胞将对相邻细胞或组织产生负性影响或负担，导致整个组织或器官衰弱。当这种情况发生时，身体会发出一个指令，通知无功能的细胞自我清除。通过清除受损的衰老细胞并用新生细胞替换，保持身体健康强壮。

如果我们将体内细胞的新陈代谢与人类癌症的发病联系起来，那么癌症的发病将是通过人口的代际更替来实现人类永续发展的一种基因编程指令。

由于科学技术的巨大进步，与一个世纪前第一次世界大战时相比，人类目前的平均预期寿命几乎翻了一倍。尽管当今科学技术取得了令人难以置信的进步，但人类的最长寿命难以超过 115 岁。

每个人的寿命由其生物程序所决定。随着时钟秒针每前移一秒，我们所有人都朝死亡迈进了一步。这意味着我们每天在活着的同时，也在同一时间迈向死亡。我的生命时钟也将在未来某一天停止。

死亡有时被称为一个新的开始。但是，这个新的开始并不是指我自己，而是对下一代而言。当我们临终时，如果能在隧道尽头遇见并拥抱一道新的光线，从而带领我们开启一段新的旅程，那将是一笔巨大的财富。现在，我们剩下的任务就是尽可能幸福地完成剩余的旅程，然后有尊严地走过最后一个出口。